想 象 之 外 · 品 质 文 字

北京领读文化传媒有限责任公司　出品

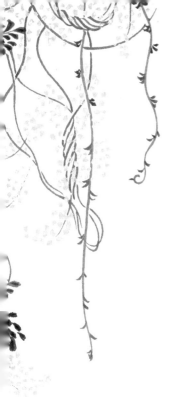

李时珍 等——著

[日]岩崎常正——绘

生生不息

《本草》里的草木果蔬谷

北京时代华文书局

图书在版编目（CIP）数据

生生不息：《本草》里的草木果蔬谷 / （日）岩崎
常正绘 ；（明）李时珍等著. -- 北京 ：北京时代华文
书局，2019.1

ISBN 978-7-5699-2766-5

Ⅰ. ①生… Ⅱ. ①岩… ②李… Ⅲ. ①木草－图谱

Ⅳ. ① R281.3-64

中国版本图书馆 CIP 数据核字（2018）第 252401 号

生生不息：《本草》里的草木果蔬谷

SHENGSHENGBUXI: BENCAO LI DE CAO MU GUO SHU GU

绘　　者 |（日）岩崎常正
著　　者 | 李时珍 等

出 版 人 | 王训海
选题策划 | 领读文化
责任编辑 | 张彦翔
装帧设计 | 领读文化
责任印制 | 刘　银

出版发行 | 北京时代华文书局 http://www.bjsdsj.com.cn
　　　　　北京市东城区安定门外大街 136 号皇城国际大厦 A 座 8 楼
　　　　　邮编：100011　电话：010-64267955　64267677
印　　刷 | 北京金特印刷有限责任公司　电话：010-68661003
　　　　　（如发现印装质量问题，请与印刷厂联系调换）

开　　本 | 880mm×1230mm　1/32　印　张 | 10　字　数 | 192 千字
版　　次 | 2019 年 4 月第 1 版　印　次 | 2019 年 4 月第 1 次印刷
书　　号 | ISBN 978-7-5699-2766-5
定　　价 | 68.00 元

本草一词，始见于《汉书·平帝纪》。本草之学皆宗托名"神农氏"的《神农本草经》，故我国古代中药类的书籍多称本草，《本草经集注》《唐本草》《嘉祐补注本草》《救荒本草》《本草蒙筌》……洋洋洒洒，蔚为壮观。其中又以明代李时珍所著《本草纲目》为翘楚。

《本草纲目》凡五十二卷，一十六部，收载药物一千八百九十二种，药方一万一千余首，是李时珍用时二十六年，荟萃众说，考订谬误，删繁补阙，三易其稿而成，可谓集本草之大成。刊行后，即成本草传世典范，很快流传到朝鲜、日本等国。与稍早东传的《救荒本草》等一道引起了当时日本学者的巨大兴趣，不仅对医药学产生极大影响，还给日本的本草学界及后来的植物学发展带来了深刻的影响。

至江户时期，许多学者对本草植物存在不少疑问。本草学家岩崎常正决心弄清楚这些问题，亲自到山野考察采集，用几年工夫盆栽园培植物2000余种，根据实物把每种植物的形状临摹下来，编辑成书。最终，于日本文政二十一年完成了当时植物学上最有价值，彩色图说2000余种植物的《本草图谱》。在这部九十六卷的植物图鉴中，所绘根茎花实，分析毫芒，瑰丽华美，细腻雅致，颇合格物致知的理念。除内容具学术价值外，其丰富的色彩与传统中国本草类著作的单色表现大异其趣，写实细致的描绘亦提供类似摄影的精细效果，不仅有助学术研究，亦深具实用与艺术价值。

两相比较，以《本草纲目》为代表的传统中国本草著作长于说而略于图，日本岩崎常正的《本草图谱》则长于图而略于说。所以，我们取本草著作的文字、择《图谱》中精丽详密之图，合为一书，分"草""木""果""菜""谷"五章内容。文中除所摘文字与图片外，同时辅以精简的博物学知识，介绍本草之性状、功能等。需要特别指出的是，所谓本草，绝非仅止于上述五种，还有玉石、兽、禽、虫、鱼等。但中药品中以草木最多，故古人代之以本草，沿用至今。

此外，本书所选取的200多种本草均由致力于中医文化推广的张宝旬老师遴选完成，从而让本书更具实用和参考价值。张老师不仅家学渊源，且极具互联网精神，在微博、微信上以"小妙招治大病"的理念、方法受到二百多万粉丝关注追随，对中医文化的发扬光大有莫大功业。

我们亦期望过这本小书，能将博大精深的东方生活美学和传统文化展示一二。

寒来暑往，冬去春回；生生不息，周而复始。

编辑部
二〇一九年初春

草部

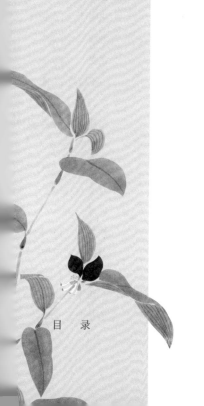

目　录

草部

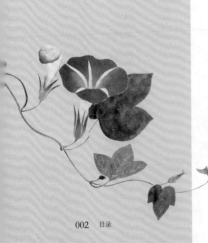

木部

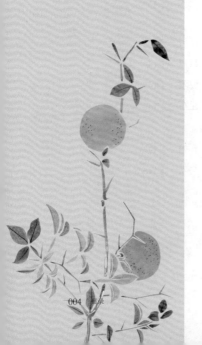

果部

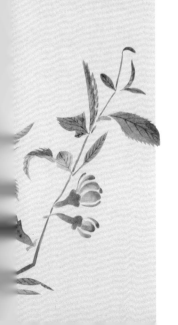

菜部

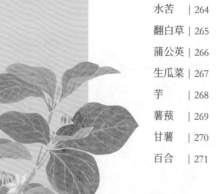

谷部

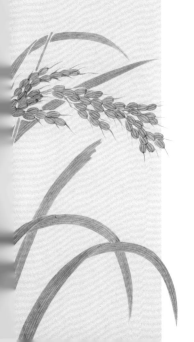

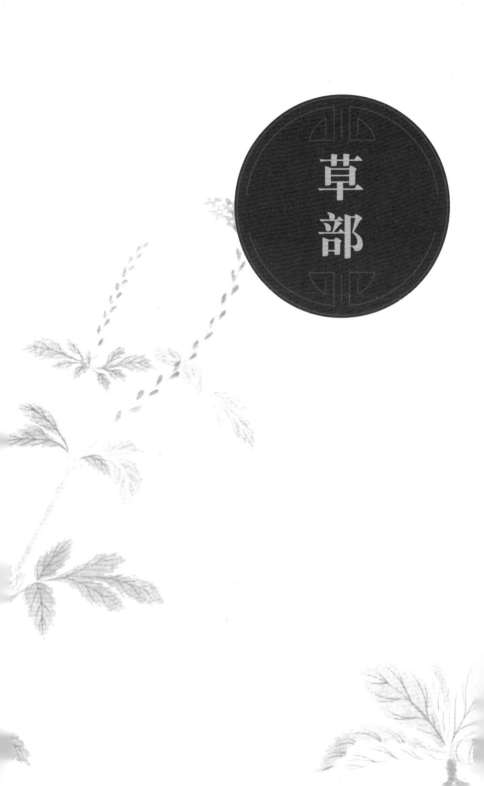

草部

甘草

别名蜜甘、蜜草、灵通、国老等。多年生草本植物，其主根可长达五六尺，因含有丰富的糖分，味甚甘，故得名"甘草"。多生长在干旱、半干旱的荒漠草原、沙漠边缘和黄土丘陵地带，在全球各地均有分布。喜阴暗潮湿，日照长气温低的干燥气候。根和根状茎供药用，是一种用途广泛的中草药，主治清热解毒、祛痰止咳、脘腹等。

明·李时珍《本草纲目》曰：

甘草枝叶悉如槐，高五、六尺，但叶端微尖而糙涩，似有白毛，结角如相思角，作一本生，至熟时角拆，子扁如小豆，极坚，齿啮不破。

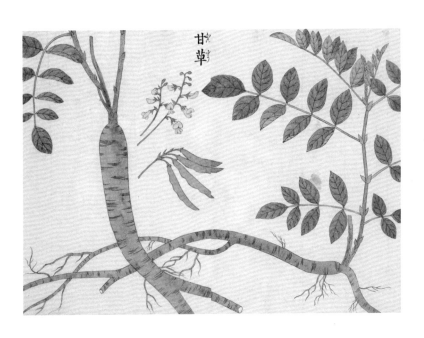

黄耆

又称黄芪、戴糁、蜀脂、百本、王孙等。李时珍说，耆是长的意思，黄耆色黄为补药之长，故名。多年生草本豆科植物，主根深长，棒状，稍带木质。嫩苗可食。性喜凉爽，耐寒耐旱，怕热怕涝，多生长于向阳山坡或灌丛边缘，也见于河边砂质地或平地草原。我国东北、华北及西北地区均有分布。

明·李时珍《本草纲目》曰：

黄耆，叶似槐叶而微尖小，又似蒺藜叶而微阔大，青白色。开黄紫花，大如槐花。结小尖角，长寸许。

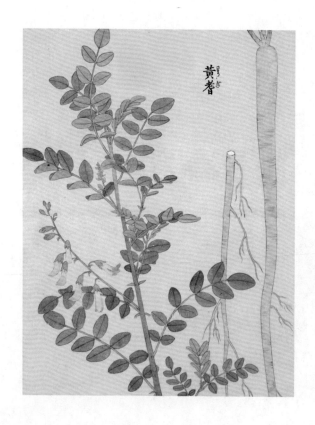

人参

别称为黄参、地精、神草等。它是地球上最古老的孑遗植物之一，在中国，人参自古即被视为百草之王，也是闻名遐迩的"东北三宝"之一。由于根部肥大，形若纺锤，常有分叉，全貌颇似人的头、手、足和四肢，故而称为人参。人参为多年生宿根草本，喜阴凉、湿润的气候，多生长于昼夜温差小的海拔500～1100米的山地缓坡或斜坡地的针阔混交林或杂木林中。

佚名《神农本草经》曰：

人参，味甘微寒，主补五脏，安精神，定魂魄，止惊悸，除邪气，明目，开心益智。久服，轻身延年。一名人衔，一名鬼盖。生山谷。

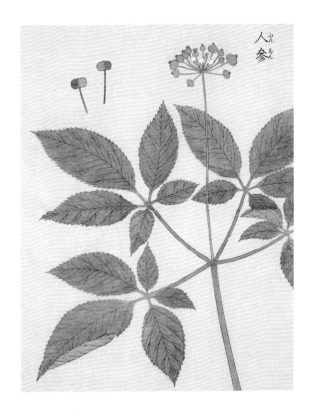

黄精

又名鸡头黄精、黄鸡菜、笔管菜、老虎姜等。为多年生草本黄精属植物，根茎横走，如嫩生姜，肥大肉质，黄白色，略呈扁圆形。茎直立，圆柱形，单一，叶状似竹而短，花白色。根茎可入药。具有补气养阴，健脾，润肺，益肾功能。多生林下、灌丛或山坡阴处。黄精食用爽口，山区老百姓常把它当作蔬菜食用，故有余粮、救穷草之名。

明·陈嘉谟《本草蒙筌》曰：

根如嫩姜，俗名野生姜。九蒸九曝，可以代粮，又名米。

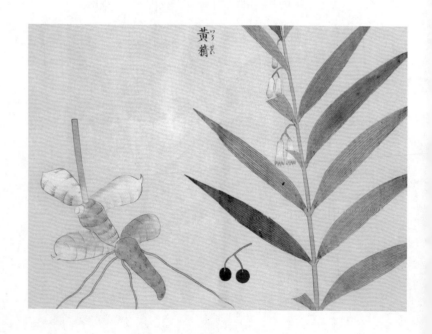

萎蕤 (wēi ruí)

亦名葳蕤、委萎、萎香、玉竹等。百合科黄精属，多年生草本。
叶互生，椭圆形或卵形，有平行脉。初夏开小筒状花，色白带绿。
生于山野林下或石隙间，喜阴湿处。我国大部分地区都有分布。
根茎可制淀粉，可供食用，又可为外用药。

明·李时珍《本草纲目》曰：

其根横生似黄精，差小，黄白色，性柔多须，最难燥。其叶如竹，
两两相值。亦可采根种之，极易繁也。嫩叶及根，并可煮淘食茹。

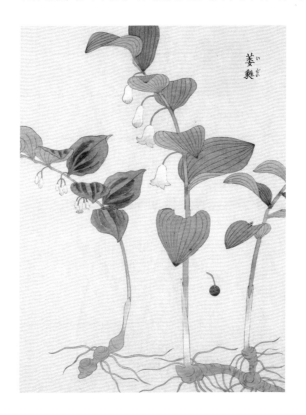

知母

也叫毛知母、连母、水须、穿地龙等。多年生草本植物,叶由基部丛生,花茎自叶丛中长出,圆柱形直立;花呈粉红色,淡紫色或白色。抗旱抗寒能力强,多生于向阳山坡地边,草原和杂草丛中。分布于全国各地。知母为著名中药,有滋阴降火、润燥滑肠、利大小便之效。此外,它还是绿化山区和荒原的首选品种。

南北朝·陶弘景《本草经集注》曰:

形似菖蒲而柔润,叶至难死,掘出随生,须枯燥乃止。

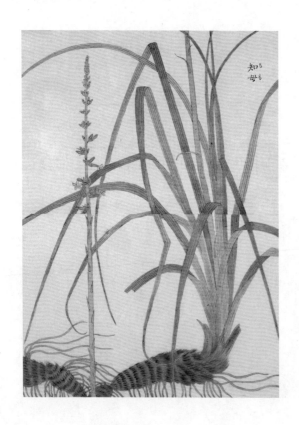

肉苁（cóng）蓉

别名大芸、寸芸、苁蓉、黑司命等。高大草本，大部分生长在地下。是一种寄生在沙漠树木梭梭、红柳根部的植物，从寄主中吸取养分及水分。有"沙漠人参"之美誉，具有极高的药用价值，是中国传统的名贵中草药。肉苁蓉在历史上就被西域各国作为上贡朝廷的珍品，也是历代补肾壮阳类处方中使用频度最高的补益药物之一。分布于内蒙古、宁夏、甘肃和新疆等地。

明·李时珍《本草纲目》曰：

此物补而不峻，故有从容之号。从容，和缓之貌。

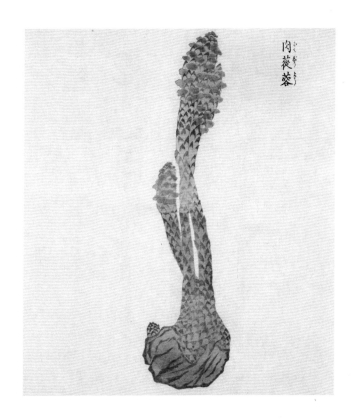

天麻

又名赤箭芝、独摇芝、定风草、离母等。多年生腐生草本植物，喜凉爽、湿润环境，多生于林下阴湿、腐殖质较厚的地方。我国各地均有分布。天麻是名贵中药材之一，做药用已有一千多年的历史，用天麻酿成的酒被视为养生珍品。

佚名《神农本草经》曰：

其茎如箭杆，赤色，叶生其端。根如人足，又云如芋，有十二子为卫。

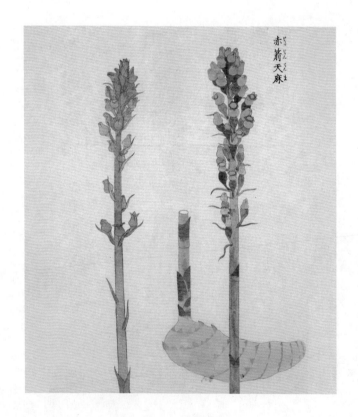

赤箭天麻

狗脊

又名强膂、扶筋、百枝、狗青等。高达2.5～3米。根茎可入药，依据制作方法不同，有生狗脊片和熟狗脊片之分。味苦、甘，性温，有祛风湿、补肝肾、强腰膝之效。多生于山脚沟边及林下阴处酸性土上，各地均有分布。

宋·苏颂《图经本草》曰：

苗尖细碎青色，高一尺以来，无花。其茎叶似贯众而细。其根黑色，长三四寸，多歧，似狗之脊骨，大有两指许。其肉青绿色。

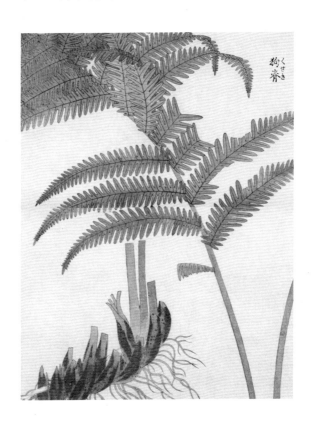

贯众

又称贯节、草鸱头、黑狗脊、凤尾草等。属多年生草本植物，高
50～100厘米。根茎粗壮，叶丛生。羽状复叶，小叶镰刀形。以根
状茎及叶柄残基部入药，有清热、解毒、止血、杀虫之效。

明·李时珍《本草纲目》曰：

多生山阴近水处。数根丛生，一根数茎，茎大如箸，其涎滑。其
叶两两对生，如狗脊之叶而无锯齿，青黄色，面深背浅。其根曲
而有尖嘴，黑须丛簇，亦似狗脊根而大，状如伏鸱。

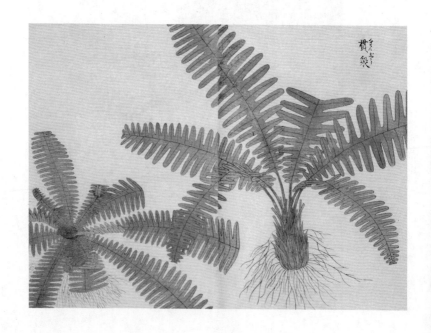

巴戟天

又名三蔓草、不凋草、鸡眼藤、黑藤钻等。根茎可入药。性微温，味辛甘，具有补肾阳、强筋骨、祛风寒的功能。巴戟天为茜草科植物，多生于山地林下和灌丛中，常攀于灌木或树干上。分布于福建、广东、海南、广西等地。

唐·苏敬 等《唐本草》曰：

其苗俗名三蔓草。叶似茗，经冬不枯。根如连珠，宿根青色，嫩根白紫，用之亦同，以连珠多肉厚者为胜。

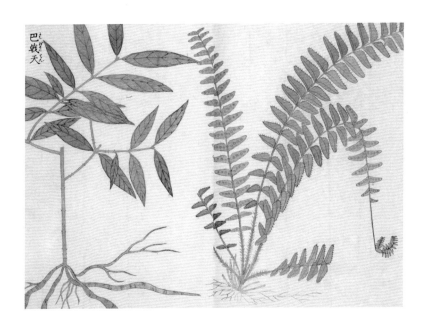

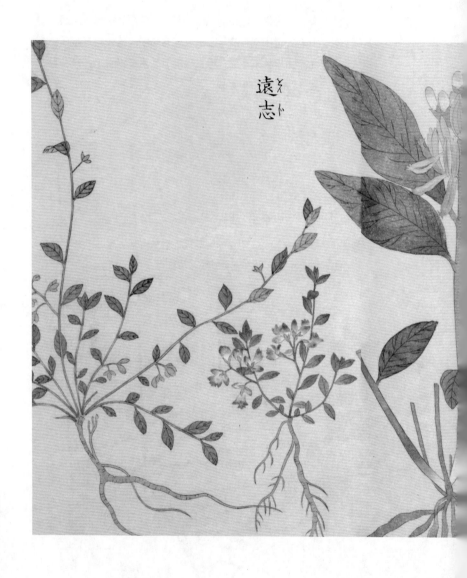

遠志 <ruby>遠志<rt>とんじ</rt></ruby>

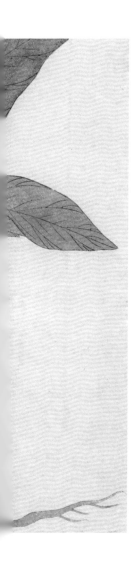

远志

别名蒵菀、棘菀、细草、小鸡腿等。多年生草本植物，茎细，叶子互生，线形，总状花序，花呈绿白色，卵圆形果实。根入药，有安神、化痰的功效。为常用中药，最早记载于《神农本草经》，列为上品，并被视为养命要药。多生于草原、山坡草地、灌丛中以及杂木林下。

明·李时珍《本草纲目》曰：

此草服之能益智强志，故有远志之称。

淫羊藿

又称仙灵脾、放杖草、黄连祖、三枝九叶草等。多年生草本植物，可全草入药，主治腰酸腿痛、四肢麻木、半身不遂、神经衰弱、健忘、耳鸣、目眩等症。多生于林下、沟边灌丛中或山坡阴湿处，陕西、甘肃、山西、河南等地均有分布。

明·李时珍《本草纲目》曰：

生大山中。一根数茎，茎粗如线，高一二尺。一茎三桠，一桠三叶。叶长二三寸，如杏叶及豆藿，面光背淡，甚薄而细齿，有微刺。

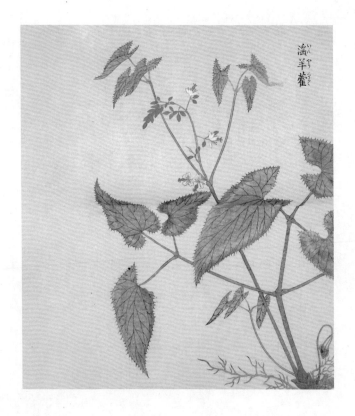

仙茅

又称地棕、独茅、茅爪子、婆罗门参等。多生于海拔1600米以下的林中、草地或荒坡上，主要分布于全球热带以及亚热带地区。多年生草本，其叶青如茅而软，至冬尽枯，春初乃生，三月有花，如栀子黄。其根独茎而直，可入药。

五代·李珣《海药本草》曰：

仙茅生西域。叶似茅。其根粗细有筋，或如笔管，有节纹理。其花黄色多涎。

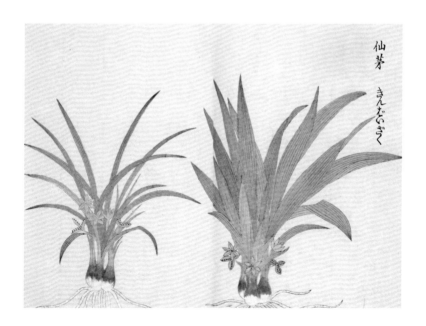

仙茅
きんだいぎく

玄参

别名黑参、玄台、重台、鹿肠、正马、馥草、野脂麻、鬼藏等。为玄参科草本植物，可达1米余。支根数条，纺锤形或胡萝卜状膨大，粗可达3厘米以上。喜温和湿润气候，生于海拔1700米以下的竹林、溪旁、丛林及高草丛中。其根可入药，有清热解毒、滋阴降火功效。

宋·苏颂《图经本草》曰：

二月生苗。叶似脂麻对生，又如槐柳而尖长有锯齿。细茎青紫色。七月开花青碧色。八月结子黑色。又有白花者，茎方大，紫赤色而有细毛；有节若竹者，高五六尺，其根一根五七枚。

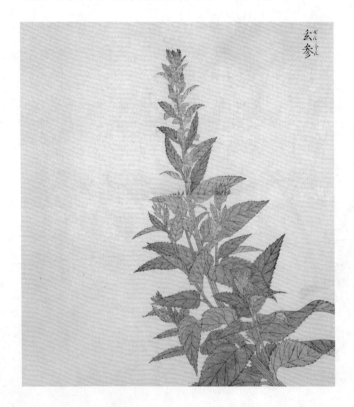

地榆

别名黄爪香、玉札、玉豉、酸赭等。多年生草本植物，根粗壮，多呈纺锤形，表面棕褐色或紫褐色，横切面黄白色或紫红色，短柄小叶，紫红色花瓣，果实包藏萼筒内。常生于灌丛中、山坡草地、草原、草甸及疏林下，分布于全国各地。根可入药，具有清火解毒功效。

佚名《神农本草经》曰：

其叶似榆而长，初生布地，故名。其花子紫黑色如豉，故又名玉豉。

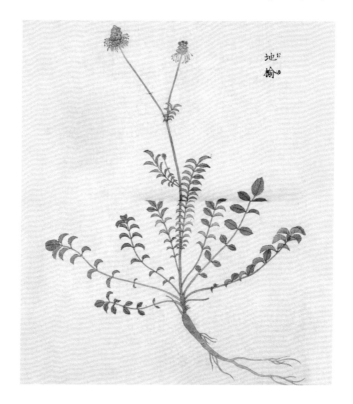

丹参

又称赤参、山参、蝉草、木羊乳、奔马草等。多年生草本，高
30～80厘米。根细长，圆柱形，外皮朱红色。叶对生，花唇形，
蓝紫色。多生于向阳山坡草丛、沟边、路旁或林边等地。全国大
部分地区都有分布。根可入药，具活血祛瘀、通经止痛等功效。

明·李时珍《本草纲目》曰：

五参五色配五脏。故人参入脾，曰黄参；沙参入肺，曰白参；玄
参入肾，曰黑参；牡蒙入肝，曰紫参；丹参入心，曰赤参。

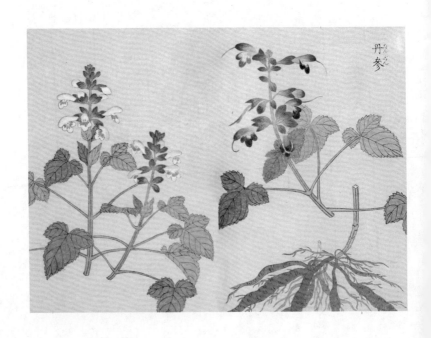

紫草

又名紫丹、地血、鸦衔草等。李时珍说："此草花紫根紫，可以染紫，故名。"多年生草本植物，是中草药的一种，春秋挖根，除去残茎及泥土，晒干或微火烘干，生用。生长于荒山田野、路边及干燥多石山坡的灌丛中。有凉血、活血、解毒功效。

明·李时珍《本草纲目》曰：

种紫草，三月逐垄下子，九月子熟时刈草，春社前后采根阴干，其根头有白毛如茸。未花时采，则根色鲜明；花过时采，则根色黯恶。采时，以石压扁，曝干；收时，忌人溺及驴马粪并烟气，皆令草黄色。

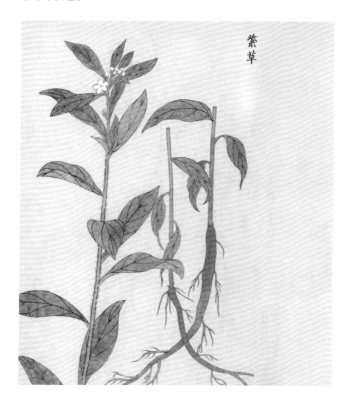

紫草

白芨

别名连及草、甘根、白给等。多年生草本球根植物，块茎肥厚肉质，略扁平，黄白色；须根灰白色，花淡紫红色或黄白色，适合观赏之用，其球茎晒干后可入药，有收敛止血，消肿生肌功效。白芨常生长于较湿润的石壁、苔藓层中，常与灌木相结合，或者生长于林缘。广布于长江流域各省。

宋·苏颂《图经本草》曰：

春生苗，长一尺许。叶似棕榈，两指大，青色。夏开紫花。二月、七月采根。

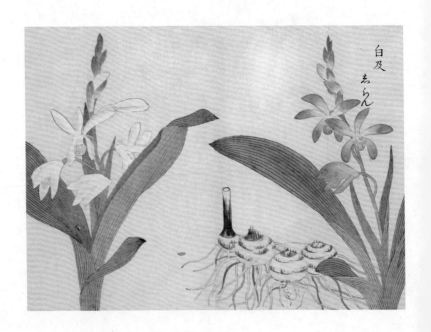

三七

又称山漆、金不换、田七等。多年生草本，喜温暖而阴湿的环境，原产于云南文山州各县。因其播种后三至七年挖采而且每株长三个叶柄，每个叶柄生七个叶片，故名"三七"。其茎、叶、花均可入药。

清·赵学敏《本草纲目拾遗》记载：

人参补气第一，三七补血第一，味同而功亦等，故称人参三七，为中药中之最珍贵者。

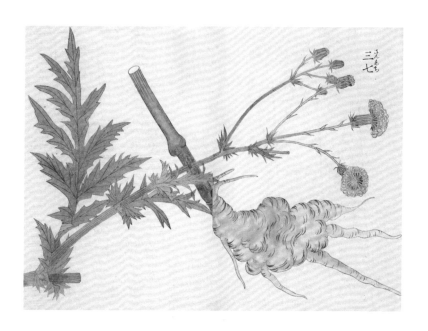

黄连

别名味连、川连、鸡爪连等，黄连属于多年生草本植物。野生或栽培于海拔1000～1900米的山谷凉湿荫蔽密林中。有清热燥湿，泻火解毒之功效。其味入口极苦，有俗语云"哑巴吃黄连，有苦说不出"，即道出了其中滋味。

宋·苏颂《图经本草》曰：

苗高一尺以来，叶似甘菊，四月开花黄色，六月结实似芹子，色亦黄。二月、八月采根用。

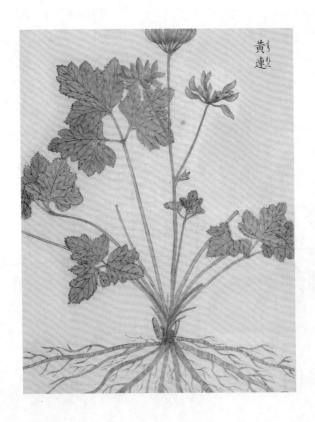

黄芩

别名山茶根、土金茶根，多年生草本植物。根茎肥厚，肉质。叶坚纸质，花冠紫、紫红至蓝色。多生于向阳草坡地、休荒地上。根茎为清凉性解热消炎药，对上呼吸道感染、急性胃肠炎等均有功效，少量服用有苦补健胃的作用。

宋·苏颂《图经本草》曰：

苗长尺余、茎秆粗如箸；叶从地四面作丛生，类紫草，高一尺许，亦有独茎者，叶细长青色，两两相对；六月开紫花；根黄，如知母粗细，长四五寸。

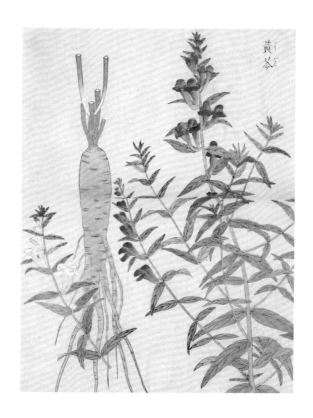

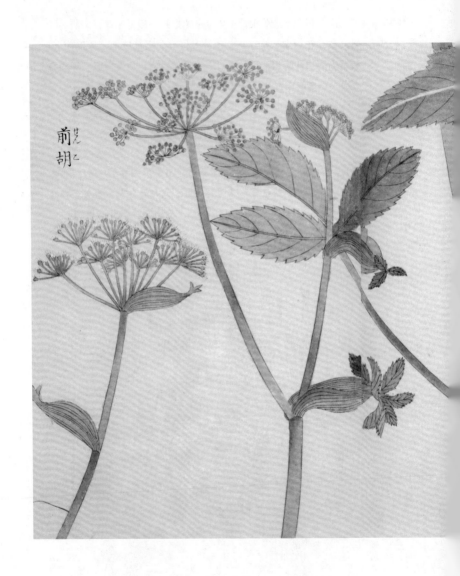

前胡

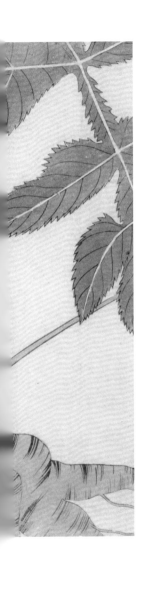

前胡

别名白花前胡、鸡脚前胡、山独活等，多年生草本。高可达1米，根茎粗壮；白色伞形花序，顶生或者侧生。生长于海拔250～2000米的山坡林缘、路旁或半阴性的山坡草丛中。根能供药用，为常用中药。能解热、祛痰、治感冒咳嗽、支气管炎及疖肿。

南北朝·陶弘景《本草经集注》曰：

近道皆有，生下湿地，出吴兴者为胜。根似柴胡而柔软，为疗殆欲同。

独活

又名独王使者、独滑、长生草等。多年生直立草本，伞形花，每小伞形花序有花约20朵，花柄细长，花瓣为白色。是一种高大的芳香植物，可盆栽，或植于园林中；叶子非常香，对人有保健作用。野生于山坡阴湿的灌丛林下。根可入药可以治风寒湿痹、腰膝酸痛症。

明·李时珍《本草纲目》曰：

独活、羌活乃一类二种，以他地者，为独活；西羌者，为羌活。

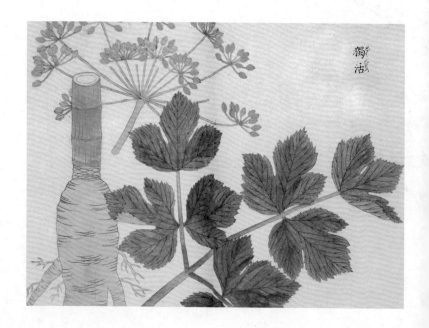

升麻

别名龙眼根、窟窿牙根。根茎粗壮，坚实，表面黑色，有许多内陷的圆洞状老茎残迹。分布于我国西藏、云南、四川、青海、甘肃等地，生长在海拔1700～2300米间的山地林缘、林中或路旁草丛中。在《神农本草经》中被列为上品，用根状茎治风热头痛、咽喉肿痛、斑疹透发等症。也可作农药，消灭马铃薯块茎蛾、蝇蛆等。

佚名《神农本草经》曰：

升麻，一名周升麻，味甘、辛。生山谷。主辟百毒，杀百老殃鬼，辟温疾障稚毒蛊，久服不矢，生益州。

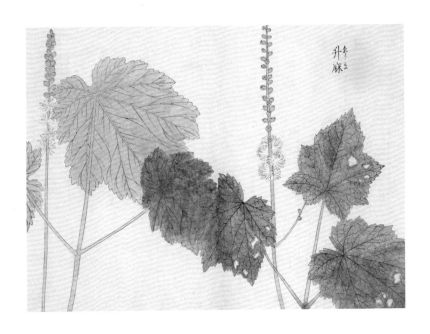

苦参

别名野槐、好汉枝、苦骨、地骨、地槐等。呈灌木状，通常高1米左右。产我国南北各省区。生于山坡、沙地草坡灌木林中或田野附近，海拔1500米以下。根含苦参碱和金雀花碱等，入药有清热利湿、抗菌消炎、健胃驱虫之效，常用作治疗皮肤瘙痒，神经衰弱，消化不良及便秘等症；种子可作农药；茎皮纤维可织麻袋等。

明·李时珍《本草纲目》曰：

七八月结角如萝卜子，角内有子二三粒，如小豆而坚。

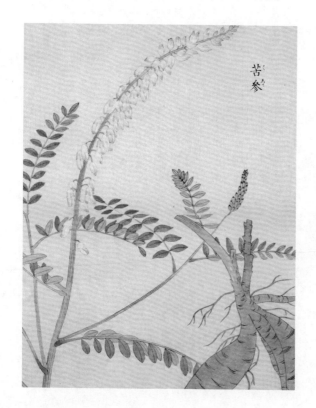

白鲜

多年生宿根草本植物，高40～100厘米。根斜生，肉质粗长，淡黄白色。生于丘陵土坡、平地灌木丛中、草地或疏林下，石灰岩山地亦常见。根皮制干后称为白鲜皮。味苦，性寒。祛风除湿，清热解毒，杀虫，止痒。治风湿性关节炎、外伤出血、荨麻疹等。

唐·苏敬 等《唐本草》曰：

其叶似茱萸，苗高尺余，根皮白而心实，花紫白色。根宜二月采，若四月、五月采，便虚恶矣。

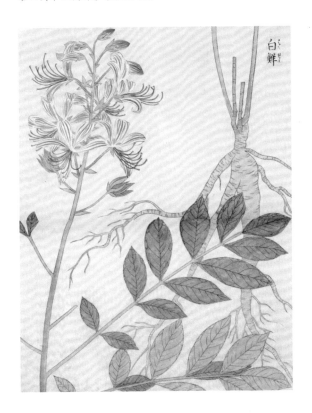

延胡索

又名延胡、玄胡索、元胡等。是罂粟科、紫堇属多年生草本植物，块茎球形，花瓣紫红色，夏季开花。块茎为著名的常用中药，含20多种生物碱，用于行气止痛、活血散瘀、治疗跌打损伤等。

明·李时珍《本草纲目》曰：

每年寒露后栽，立春后生苗，叶如竹叶样，三月长三寸高，根丛生如芋卵样，立夏掘起。

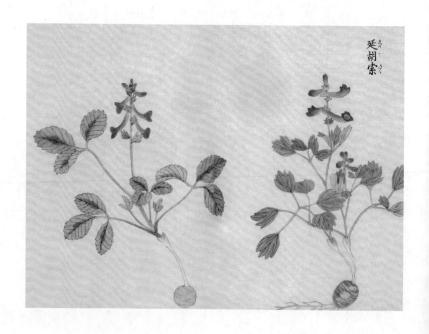

贝母

又名川贝、勤母、苦菜、空草等，多年生草本植物，其鳞茎供药用。因其形状得名，《本草经集注》说："形似聚贝子"，故名贝母。能止咳化痰、清热散结。在我国按产地不同可分为四类：川贝母、浙贝母、土贝母、伊贝母。

唐·苏敬 等《唐本草》曰：

其叶似大蒜。四月蒜熟时采之，良。若十月，苗枯，根亦不佳也。

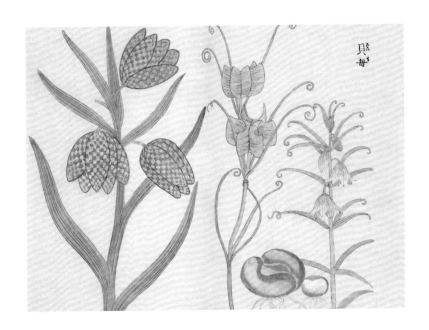

白茅

又称茅、茅针，具有粗壮的长根状茎，秆直立，高30～80厘米。适应性强，耐荫、耐瘠薄和干旱，多生于低山带平原河岸草地、沙质草甸、荒漠与海滨。喜湿润疏松土壤，在适宜的条件下，根状茎可长达2～3米以上，能穿透树根，断节再生能力强。分布于中国辽宁、河北、山西、山东、陕西、新疆等北方地区。

明·李时珍《本草纲目》曰：

茅有白茅、菅茅、黄茅、香茅、芭茅数种，叶皆相似。白茅短小，三四月开白花成穗，结细实。其根甚长，白软如筋而有节，味甘，俗呼丝茅，可以苫盖，及供祭祀苞苴之用，《本经》所用茅根是也。

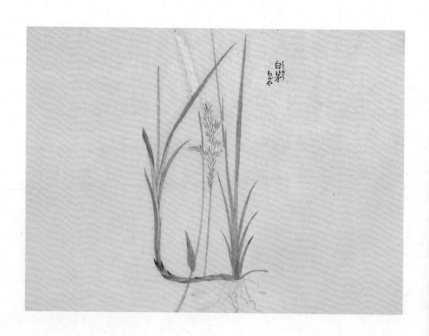

龙胆

别名地胆头、陵游等，多年生草本，高30～60厘米。根黄白色，绳索状，长20厘米以上。茎直立，粗壮，常带紫褐色，粗糙。分布于我国黑龙江、吉林、辽宁、浙江等地，多生长在山坡草地、灌丛中、林缘及林下、草甸。根可入药，能去肝胆火。

宋·苏颂《图经本草》曰：

宿根黄白色，下抽根十余条，类牛膝而短。直上生苗，高尺余。四月生叶如嫩蒜，细茎如小竹枝。七月开花，如牵牛花，作铃铎状，青碧色。冬后结子，苗便枯。

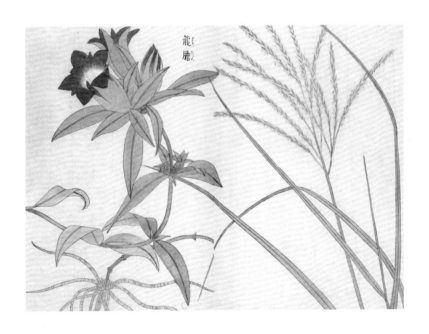

细辛

又叫华细辛、盆草细辛，多年生草本；根状茎直立或横走，直径2～3毫米，有多条须根。花为紫黑色；果实近球状，棕黄色。生于海拔1200～2100米林下阴湿腐殖土中。全草都可入药，具有祛风、散寒、行水、开窍的功效。

明·李时珍《本草纲目》曰：

叶似小葵，柔茎细根，直而色紫，味极辛者，细辛也。

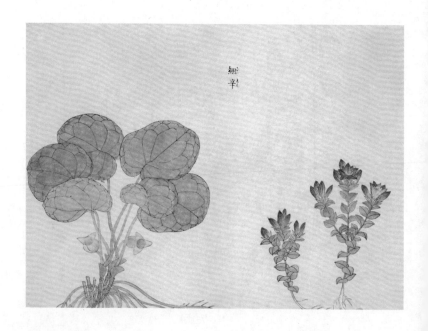

徐长卿

其名字首见于《神农本草经》，别名"鬼督邮"。多年生直立草本，高约1米；花冠黄绿色，种子长圆形，生长于向阳山坡及草丛中。可全草药用，祛风止痛、解毒消肿，治胃气痛、肠胃炎、毒蛇咬伤、腹水等。

五代·韩保升 等《蜀本草》曰：

茎似细箭杆，高二尺以下。叶生茎端，状如伞。花生叶心，黄白色。根横生而无须，二月、八月采根。

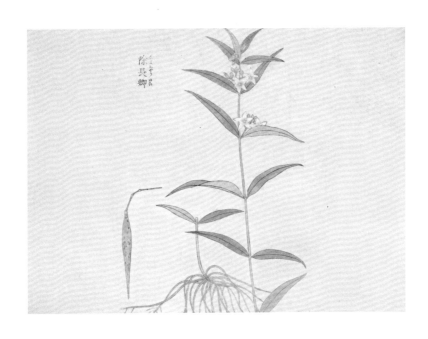

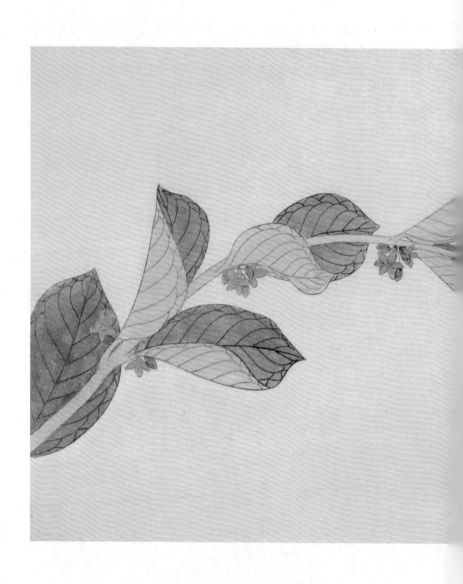

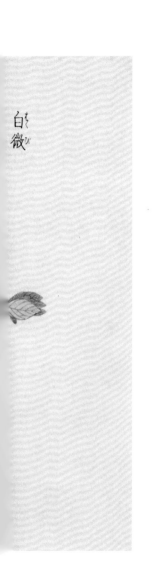

白薇

别名薇草、白马尾、春草等。直立多年生草本，根须状，有香气。生长于海拔100～1800米的河边、干荒地及草丛中，山沟、林下草地亦常见。根及部分根茎供药用，有除虚烦、清热散肿、生肌止痛之效。

宋·苏颂《图经本草》曰：

茎叶俱青，颇类柳叶。六七月开红花，八月结实。其根黄白色，类牛膝而短小，今人八月采之。

当归

也叫干归、秦哪等，多年生草本。根圆柱状，分枝，有多数肉质须根，黄棕色，有浓郁香气。主产甘肃东南部，其次为云南、四川等省。根为著名中药"当归"，能补血、和血、调经止痛，润肠滑肠；可治疗血虚头痛、眩晕、跌打损伤等。

明·李时珍《本草纲目》曰：

以秦归头圆尾多色紫气香肥润者，名马尾归，最胜他处；头大尾粗色白坚枯者，为馋头归，止宜入发散药尔。

芳

草

芎䓖（xiōng qióng）

也叫"川芎"。多年生草本植物，叶子像芹菜，秋季开花，白色，全草有香气。因可用于泡茶饮用，故又名为"茶芎"，种植历史始于明代，清同治5年《崇阳县志》载："芎䓖出雨山诸处"。地下茎可入药，性温和，味辛微甘、无毒、清香。有行气开郁、祛风燥热之效。

明·李时珍《本草纲目》曰：

蜀地少寒，人多栽莳，深秋茎叶亦不萎也。清明后宿根生苗，分其枝横埋之，则节节生根。八月根下始结芎䓖，乃可掘取，蒸曝货之。

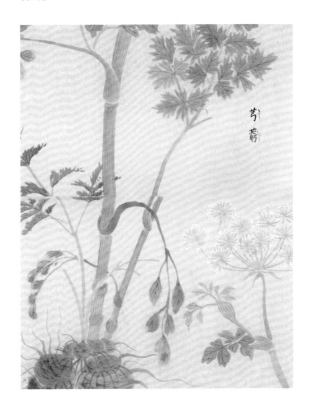

白芷

别名芳香，多年生高大草本，根圆柱形，有分枝。外表皮黄褐色至褐色，有浓烈气味。常生长于林下、林缘、溪旁、灌丛及山谷地。以根入药，有祛病除湿、排脓生肌、活血止痛等功能，亦可作香料。

宋·苏颂《图经本草》曰：

根长尺余，粗细不等，白色。枝干去地五寸以上。春生叶，相对婆娑，紫色，阔三指许。花白微黄。

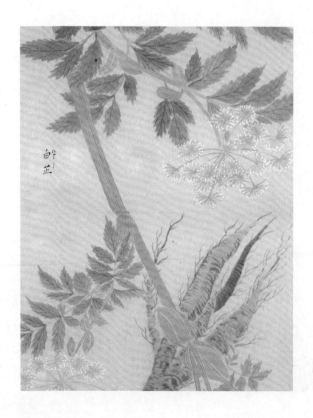

芍药

别名别离草、花中宰相，多年生草本。根粗壮，分枝为黑褐色。在我国分布于东北、华北、陕西及甘肃南部。花瓣各色；根可药用，称"白芍"，能镇痛、镇痉、祛瘀；种子含油量约25%，供制皂和涂料用。

明·李时珍《本草纲目》曰：

昔人言洛阳牡丹、扬州芍药甲天下。今药中所用，亦多取扬州者。十月生芽，至春乃长，三月开花。其品凡三十余种，有千叶、单叶、楼子之异。入药宜单叶之根，气味全浓。根之赤白，随花之色也。

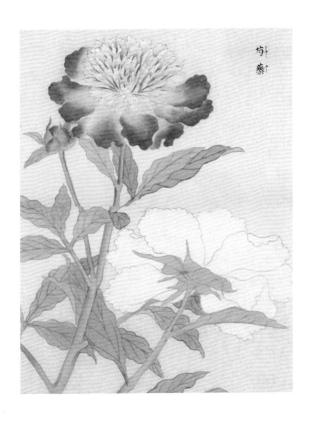

牡丹

也叫木芍药、百雨金、洛阳花、富贵花等，落叶灌木。茎高达2米；
分枝短而粗。花色泽艳丽，富丽堂皇，素有"花中之王"的美誉。
栽培类型根据花的颜色，可分成上百个品种。根皮供药用，称"丹
皮"；为镇痉药，能凉血散瘀，治中风、腹痛等症。

唐·苏敬 等《唐本草》曰：

生汉中、剑南。苗似羊桃，夏生白花，秋实圆绿，冬实赤色，凌
冬不凋。根似芍药，肉白皮丹。土人谓之百两金，长安谓之吴牡
丹者，是真也。

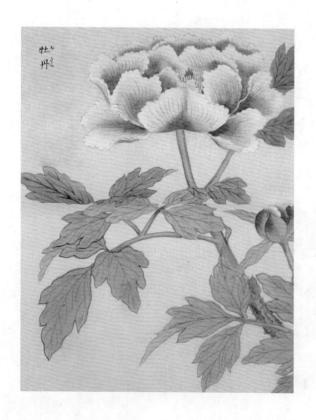

木香

学名木香花，又名七里香、蜜香等。多年生高大草本。小叶稀疏，花成伞形花序，花期4～5月。耐寒冷和半阴，怕涝，常生于海拔500～1300米的溪边、路旁或山坡灌丛中。木香花含芳香油，可供配制香精化妆品用；同时也是著名观赏植物，常栽培供攀缘棚架之用。

宋·寇宗奭《本草衍义》曰：

常自岷州出塞，得青木香，持归西洛。叶如牛蒡，但狭长，茎高二三尺，花黄一如金钱，其根即香也。生嚼极辛香，尤行气。

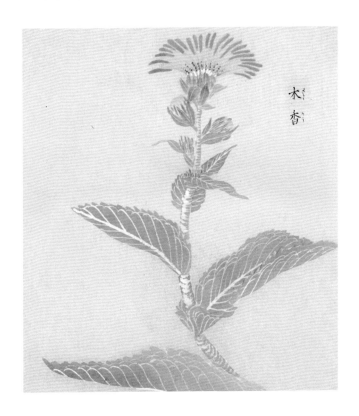

甘松香

多年生草本，由于其味甘，所以称为甘松香。根状茎木质、粗短，直立或斜升。生于高山灌丛、草地，海拔2600～5000米的地方。为著名的香料植物，其根及茎干燥之后，可以用来作为药用及香料之用。

宋·苏颂《图经本草》曰：

今黔、蜀州郡及辽州亦有之。丛生山野，叶细如茅草，根极繁密，八月采之，作汤浴，令人身香。

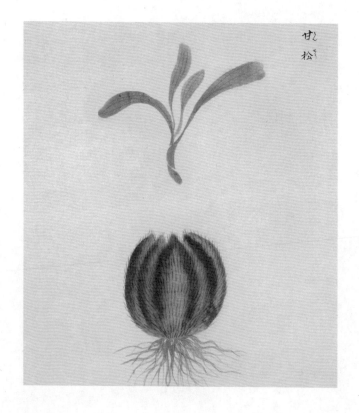

高良姜

又名膏凉姜、蛮姜、佛手根等。多年生草本，高30～80厘米。茎丛生，直立。叶片线形，果球形，直径约1厘米，熟时红色。多生长在路边、山坡的草地或灌木丛中。根茎圆柱状，表面呈棕红色或紫红色。夏末初秋采挖，切段、晒干后入药。可温胃散寒，消食止痛。

明·李时珍《本草纲目》曰：

春末始发，初开花抽一干，有大箨包之，箨拆花见。一穗数十蕊，淡红鲜妍，如桃杏花色。蕊重则下垂如葡萄，又如火齐璎珞及剪彩鸾枝之状。每蕊有心两瓣，人比之连理也。其子亦似草豆蔻。

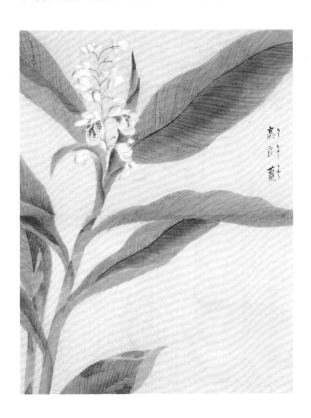

缩砂密

多年生草本植物。株高1.5~3米，茎直立、散生，叶互生，花白色。其成熟的种子称为缩砂仁，亦简称砂仁，可供药用，是芳香健胃剂，开胃驱风。多生于海拔600~800米的山地荫湿之处。

宋·苏颂《图经本草》曰：

三月、四月开花在根下，五六月成实，五七十枚作一穗，状似益智而圆，皮紧浓而皱，有粟纹，外有细刺，黄赤色。皮间细子一团，八隔，可四十余粒，如大黍米，外微黑色，内白而香，似白豆蔻仁。

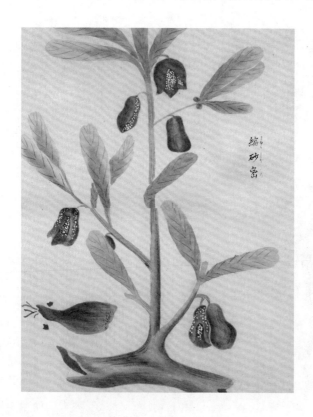

益智子

别名益智仁，多年生草本植物。株高可达3米，根丛生。果实椭圆形，有特异想起，味辛、微苦，表面棕色或棕灰色。夏秋间果实由绿变红时采收，晒干或低温干燥后可供入药。有健脾胃、理元气的功用。

明·李时珍《本草纲目》曰：

今之益智子形如枣核，而皮及仁，皆似草豆蔻云。

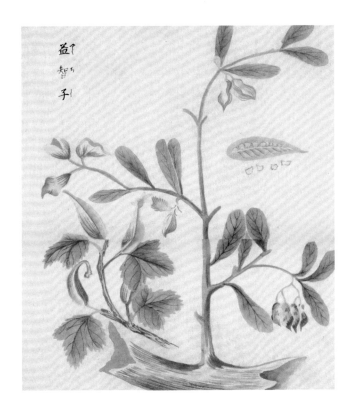

荜茇 (bì bá)

别名毕勃、荜拨、鼠尾等，多年生草质藤本植物。茎下部匍匐，叶互生，花单性，雌雄异株。子似桑椹，八月采，果穗由绿变黑时采收。果穗呈圆柱状，稍弯曲；有特异香气，味辛辣，可入药。中医认为有温中散寒，下气止痛的功效。

明·李时珍《本草纲目》曰：

气热味辛，阳也，浮也。入手足阳明经。然辛热耗散，能动脾肺之火。多用令人目昏，食料尤不宜之。

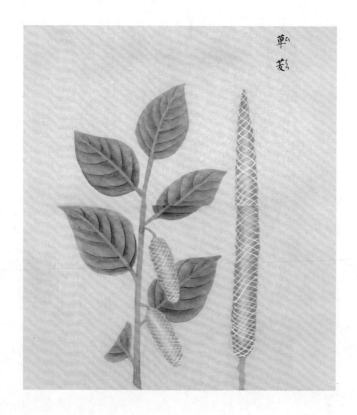

肉豆蔻

热带著名的香料和药用植物，属常绿乔木植物。冬、春两季果实成熟时采收。产地用假种皮捣碎加入凉菜或其他醃渍品中作为调味食用；种子含固体油，可供工业用油，其余部分供药用，治虚泻冷痢、脘腹冷痛、呕吐等；外用可作寄生虫驱除剂，治疗风湿痛等。

明·李时珍《本草纲目》曰：

肉豆蔻花及实状虽似草豆蔻，而皮肉之颗则不同。颗外有皱纹，而内有斑缬纹，如槟榔纹。最易生蛀，惟烘干蜜封，则稍可留。

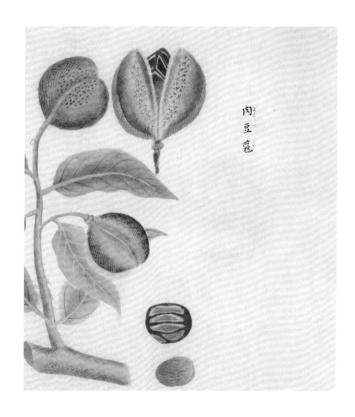

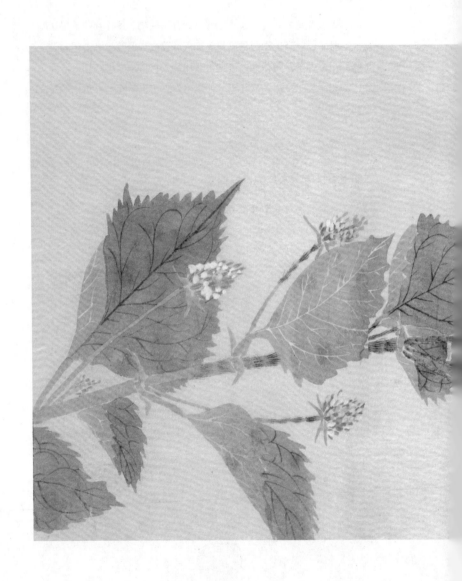

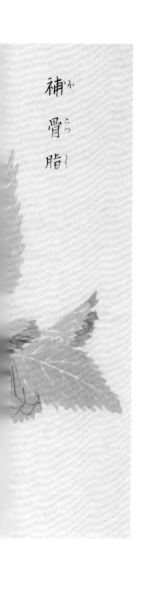

补骨脂

又名破故纸、婆固脂、胡韭子等。二年生直立草本，高60～150厘米，叶为单叶，花冠黄色或蓝色，花瓣明显具瓣柄，旗瓣倒卵形。喜温暖湿润气候，常生长于山坡、溪边、田边。果实入药，有补肾壮阳、补脾健胃之功能，并可治牛皮癣等皮肤病。产于云南（西双版纳）、四川金沙江河谷等地。

宋·苏颂《图经本草》曰：

茎高三四尺，叶小似薄荷，花微紫色，实如麻子，圆扁而黑，九月采。

姜黄

别名宝鼎香、黄丝郁金等，多年生宿根草本。根粗壮；叶根生，叶片椭圆形或较狭；花冠淡黄色。多生于平原、山间草地或灌木丛中。气香特异，味苦、辛。秋、冬季茎叶枯萎时采挖，能行气破瘀，通经止痛。又可提取黄色食用染料；所含姜黄素可作分析化学试剂。

唐·苏敬 等《唐本草》曰：

姜黄根叶都似郁金。其花春生于根，与苗并出，入夏花烂无子。根有黄、青、白三色。

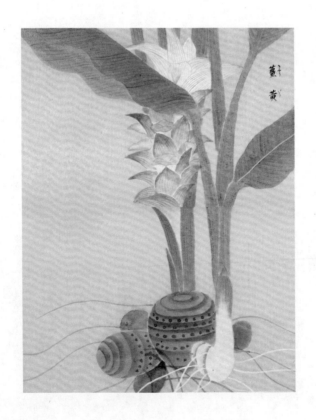

郁金

别名桂郁金、黄郁金、广郁金等，多年生宿根草本。根粗壮，末端膨大成长卵形块根。花葶单独由根茎抽出，穗状花序圆柱形；花冠管漏斗形，白色而带粉红。主治行气解郁，凉血破瘀。郁金和姜黄的根茎均为中药材"姜黄"的来源。

明·李时珍《本草纲目》曰：

郁金有二：郁金香是用花，见本条；此是用根者。其苗如姜，其根大小如指头，长者寸许，体圆有横纹如蝉腹状，外黄内赤。人以浸水染色，亦微有香气。

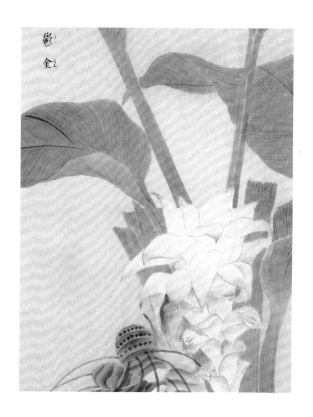

蓬莪术

别称莪术、广术、文术、黑心姜等，多年生宿根草本。根茎卵圆形块状，侧面有圆柱状的横走分枝，根系细长，末端膨大成长卵形块状。叶片长圆状椭圆形或狭卵形，叶脉中部具紫色晕。野生于山间或村边林下草地，块根可供药用。

宋·苏颂《图经本草》曰：

其茎如钱大，高二三尺。叶青白色，长一二尺，大五寸以来，颇类蘘荷。五月有花作穗，黄色，头微紫。根如生姜，而术在根下，似鸡鸭。

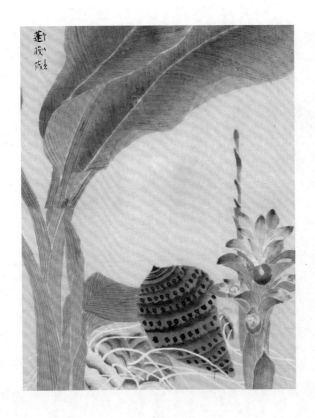

莎（suō）草香附子

即香附子，又称雀头香、水巴戟等，是多年生草本植物莎草的干燥根茎。莎草高约15～95厘米。茎直立，三棱形；根状茎匍匐延长，部分膨大呈纹外向型形，叶丛生于茎基部。多生于山坡草地、耕地、路旁水边潮湿处。根茎气香，味微苦，可供入药。

明·李时珍《本草纲目》曰：

莎叶如老韭叶而硬，光泽有剑脊棱。五六月中抽一茎，三棱中空，茎端复出数叶。开青花成穗如黍，中有细子。其根有须，须下结子一二枚，转相延生，子上有细黑毛，大者如羊枣而两头尖。

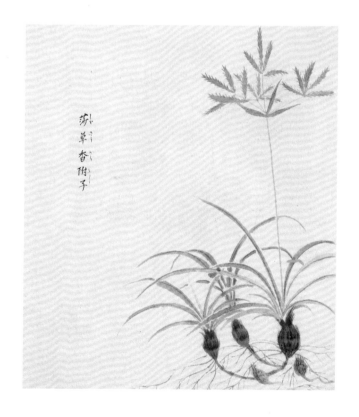

藿香

又名合香、苍告、山茴香等，多年生草本。茎直立，花冠淡紫蓝色，成熟小坚果为卵状长圆形。各地广泛分布，喜高温、阳光充足环境。可全草入药，有止呕吐，治霍乱腹痛，驱逐肠胃充气，清暑等效；果可作香料；叶及茎均富含挥发性芳香油，有浓郁的香味，为芳香油原料。

宋·苏颂《图经本草》曰：

藿香方茎有节中虚，叶微似茄叶。

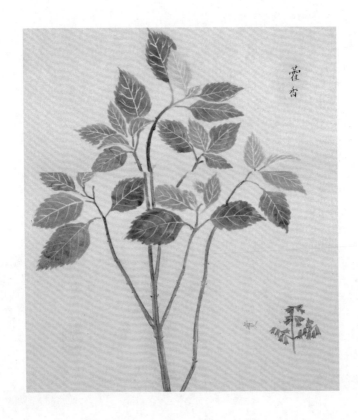

泽兰

别名地瓜儿苗、地笋、地石蚕、蛇王草，多年生草本。地下茎横走，先端常膨大成纺锤状肉质块茎。茎方形，常呈紫红色，沿棱及节上密生白色。分布于我国大部地区。夏秋季、茎叶茂盛时采割，晒干后可入药。有活血化瘀、行水消肿之效。

宋·苏颂《图经本草》曰：

根紫黑色，如粟根。二月生苗，高二三尺。茎干青紫色，作四棱。叶生相对，如薄荷，微香。七月开花，带紫白色，萼通紫色，亦似薄荷花。

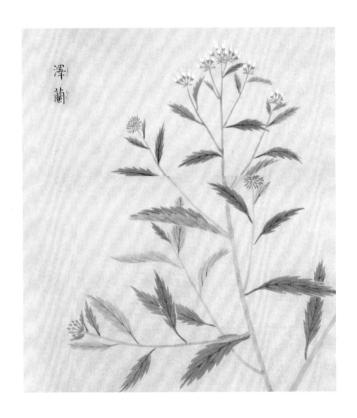

香薷

多年生直立草本，又名香菜、香茸、蜜蜂草等。高30～50厘米，有密集的须根。花冠淡紫色；小坚果长圆形，棕黄色，光滑。多生于路旁、山坡、荒地、林内、河岸。全草入药，治急性肠胃炎、腹痛吐泻等症。嫩叶可喂猪。

明·李时珍《本草纲目》曰：

香薷有野生，有家莳。中州人三月种之，呼为香菜，以充蔬品。丹溪朱氏惟取大叶者为良，而细叶者香烈更甚，今人多用之。方茎，尖叶有刻缺，颇似黄荆叶而小，九月开紫花成穗。有细子细叶者，仅高数寸，叶如落帚叶，即石香薷也。

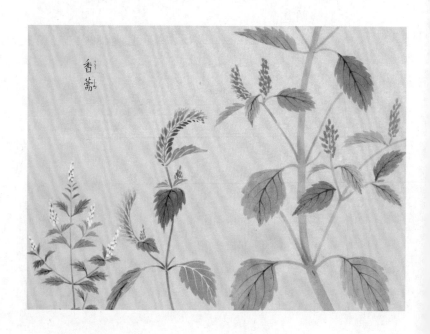

薄荷

多年生草本，土名叫"银丹草"。多生于山野湿地河旁，根茎横生地下，全株青气芳香。叶对生，花小淡紫色，唇形，花后结暗紫棕色的小粒果。幼嫩茎尖可作菜食，全草又可入药，治感冒、发热喉痛、头痛、目赤痛等症。晒干的薄荷茎叶亦常用作食品的矫味剂和清凉食品饮料。

明·李时珍《本草纲目》曰：

薄荷，人多栽莳。二月宿根生苗，清明前后分之。方茎赤色，其叶对生，初时形长而头圆，及长则尖。吴、越、川、湖人多以代茶。

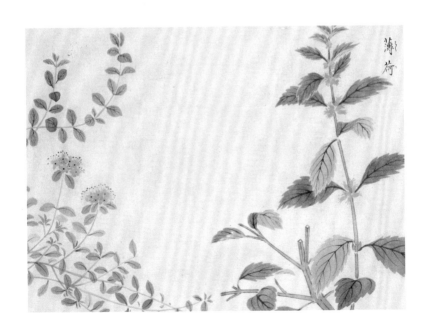

野菊

又名苦薏、野山菊、山九月菊等，多年生草本。茎直立或铺散，花为舌状、黄色。多生于山坡草地、灌丛、河边水湿地、滨海盐渍地、田边及路旁。叶、花及全草入药，味苦、辛、凉，有清热解毒，疏风散热的功效。

明·李时珍《本草纲目》曰：

苦薏处处原野极多，与菊无异，但叶薄小而多尖，花小而蕊多，如蜂窠状，气味苦辛惨烈。

野菊

艾

别名冰台、香艾、艾蒿等。多年生草本，植株有浓烈香气。全草入药，有去湿散寒、止血消炎、平喘止咳等作用。艾叶晒干捣碎得"艾绒"，制艾条供艾灸用，又可作印泥的原料。分布广，除极干旱与高寒地区外，几遍及全国。

明·李时珍《本草纲目》曰：

此草多生山原。二月宿根生苗成丛，其茎直生，白色，高四五尺。其叶四布，状如蒿，分为五尖，丫上复有小尖，面青背白，有茸而柔浓。

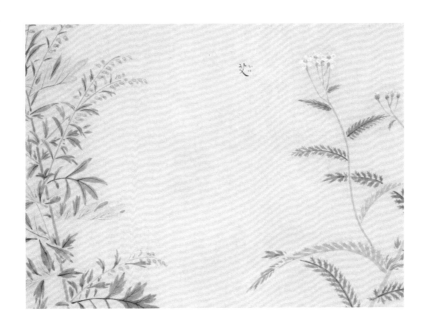

千年艾

即芙蓉菊，又称蜂草、香菊、白艾等。半灌木，茎直立，多分枝，叶互生，头状花序黄绿色。多生于山坡路边、海滩石隙中。以根、叶入药，有祛风除湿，解毒消肿，止咳化痰。

明·李时珍《本草纲目》曰：

千年艾，出武当太和山中。小茎高尺许。其根如蓬蒿。其叶长寸余，无尖丫，面青背白。秋开黄花，如野菊而小，结实如青珠丹颗之状。三伏日采叶曝干。叶不似艾，而作艾香，搓之即碎，不似艾叶成茸也。

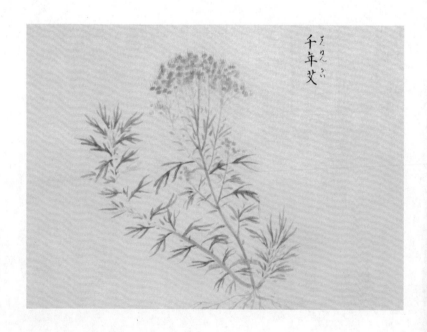

茵陈蒿

半灌木状草本，植株有浓烈的香气。主根明显木质，垂直或斜向下伸长；头状花序卵球形，稀近球形。多生于低海拔地区河岸、海岸附近的湿润沙地、路旁及低山坡地区。幼嫩枝、叶可作菜蔬或酿制茵陈酒。由于该种植物冬季地上部分枯死，而春季又萌发出新苗，因而古人称之为"茵陈"。

明·李时珍《本草纲目》曰：

今山茵陈二月生苗，其茎如艾。其叶如淡色青蒿而背白，叶歧紧细而扁整。九月开细花黄色，结实大如艾子，花实并与庵花实相似，亦有无花实者。

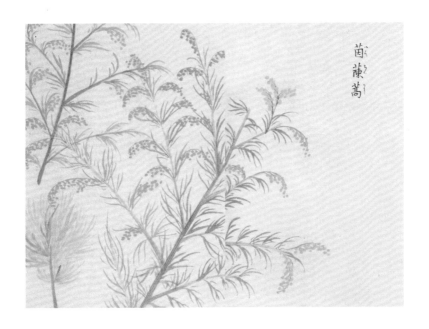

茵蔯蒿

青蒿

别名苦蒿、细叶蒿等。一年生草本，植株有香气。主根单一，垂直，侧根少。叶两面青绿色或淡绿色，无毛；有长叶柄，花期叶凋谢。常生于低海拔、湿润的河岸边砂地、山谷、林缘、路旁等，也见于滨海地区。含挥发油，也含艾蒿碱及苦味素等。可入药，有清热、凉血、解暑、祛风之效。

明·李时珍《本草纲目》曰：

青蒿，二月生苗，茎粗如指而肥软，茎叶色并深青。其叶微似茵陈，而面背俱青。其根白硬。七八月开细黄花颇香。结实大如麻子，中有细子。

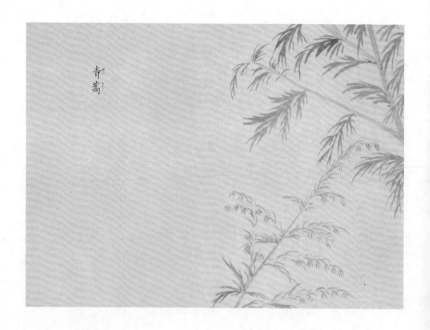

茺蔚

即益母草，又名益明、苦低草等，一年或二年生草本。多生于山野荒地、田埂、草地等，全国大部分地区均有分布。夏季生长茂盛而花未全开时，割取地上部分，晒干后入药，有活血调经，利尿消肿的功效。

明·李时珍《本草纲目》曰：

茺蔚近水湿处甚繁。春初生苗如嫩蒿，入夏长三四尺，茎方如黄麻茎。其叶如艾叶而背青，一梗三叶，叶有尖歧。寸许一节，节节生穗，丛簇抱茎。

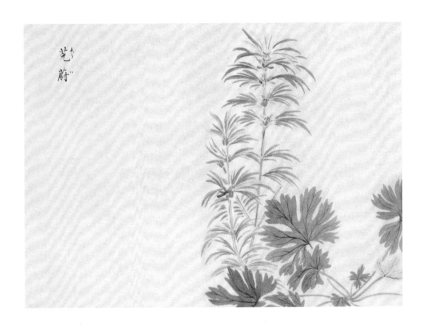

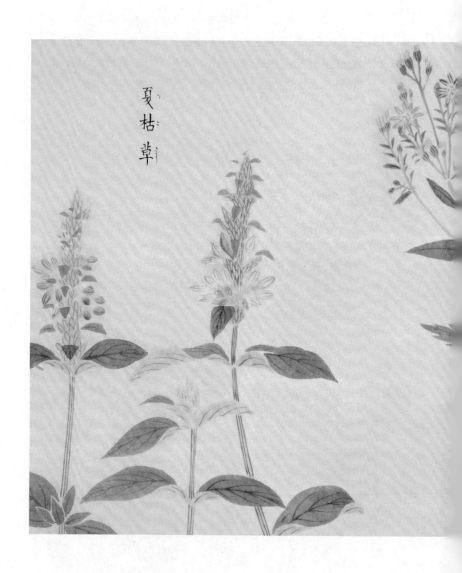

夏枯草

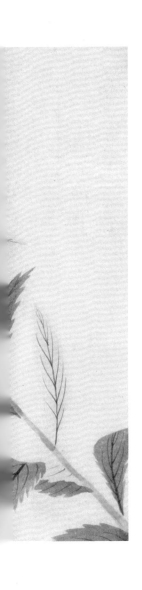

夏枯草

多年生草木，别名乃东、麦夏枯等。根茎匍匐，在节上生须根。花萼钟形；花冠紫、蓝紫或红紫色；小坚果黄褐色，长圆状卵珠形，微具沟纹。多生于荒坡、草地、溪边及路旁等湿润地上。可全株入药，有清火明目之功效，能治目赤肿痛、头痛等。

明·李时珍《本草纲目》曰：

原野间甚多，苗高一二尺许，其茎微方。叶对节生，似旋复叶而长大，有细齿，背白多纹。茎端作穗，长一二寸，穗中开淡紫小花，一穗有细子四粒。

刘寄奴草

又名金寄奴、乌藤草，多年生草本。主根稍明显或不明显，侧根多数；根状茎稍粗，弯曲，斜向上。多生于低海拔地区林缘、路旁、沟边、河岸、灌丛及荒坡等地。含挥发油，全草入药，有清热解毒、消炎止痛之效，民间用于治疗肠、胃及妇疾患，还可代茶泡饮作清凉解热药。

明·李时珍《本草纲目》曰：

刘寄奴一茎直上。叶似苍术，尖长糙涩，面深背淡。九月茎端分开数枝，一枝攒簇十朵小花，白瓣黄蕊，如小菊花状。花罢有白絮，如苦花之絮。其子细长，亦如苦子。

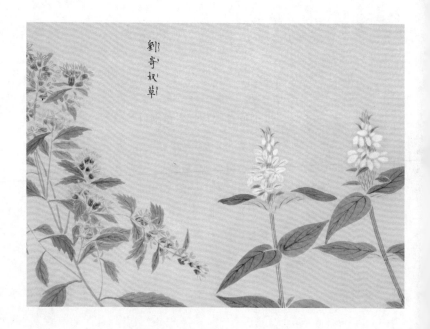

青葙

别名草蒿、姜蒿、昆仑草等。几乎分布全国，多生于平原、田边、丘陵、山坡上。种子供药用，有清热明目作用；花序宿存经久不凋，可供观赏；种子炒熟后，可加工各种糖食；嫩茎叶浸去苦味后，可作野菜食用；全植物可作饲料。

唐·苏敬 等《唐本草》曰：

此草苗高尺余，叶细软，花紫白色，实作角，子黑而扁光，似苋实而大，生下湿地，四月、五月采，荆襄人名为昆仑草。

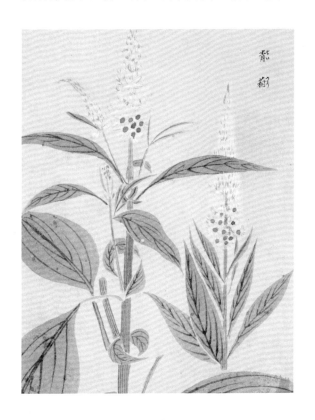

鸡冠

一年生直立草本，高30～80厘米。全株无毛，粗壮。分枝少，单叶互生；叶片长椭圆形至卵状披针形。穗状花序顶生，成扁平肉质鸡冠状、卷冠状或羽毛状，中部以下多花；花被片淡红色至紫红色、黄白或黄色。种子肾形，黑色，光泽。广布于温暖地区。栽培可供观赏，花和种子供药用，中医认为有凉血、止血之效。

明·李时珍《本草纲目》曰：

鸡冠处处有之。花大有围一二尺者，层层卷出可爱。子在穗中，黑细光滑，与苋实一样。其穗如秕麦状。花最耐久，霜后始蔫。

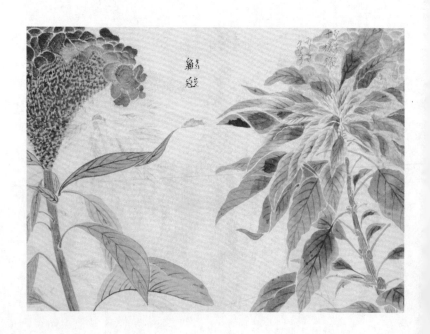

葫芦巴

别名芦巴子、香草子等，一年生草本植物。根系发达，茎直立；花无梗，萼筒状，花冠黄白色或淡黄色，荚果圆筒状，种子长圆状卵形。多生于田间、路旁。种子入药，中医认为可补肾壮阳、祛痰除湿；嫩茎、叶可作蔬菜食用；茎、叶或种子晒干磨粉掺入面粉中蒸食作增香剂；干全草可驱除害虫；可作饲料。

宋·苏颂《图经本草》曰：

或云种出海南诸番，盖其地芦菔子也。舶客将种莳于岭外亦生，然不及番中来者真好。今医家治元脏虚冷为要药，而唐已前方不见用，本草不着，盖是近出。

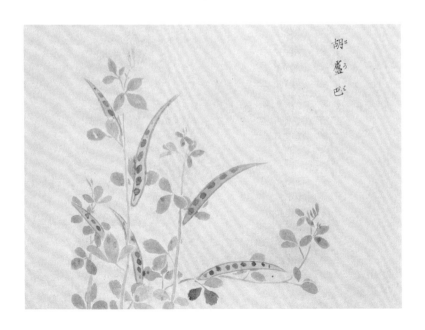

蘘荷

别称洋火姜，是姜科姜属多年生草本植物，根茎白色，微有芳香味。叶片披针形或椭圆状披针形，叶背被极疏柔毛至无毛；叶舌，膜质，总花梗长，花序近卵形，苞片红色，宽卵形或椭圆形，花萼膜质；花冠管白色，裂片长圆状披针形，白色或稍带黄色，唇瓣倒卵形，浅紫色，花丝极短，花药室披针形，蒴果内果皮红色。根茎性温，味辛。温中理气，祛风止痛，消肿，活血，散淤。治腹痛气滞，痈疽肿毒，跌打损伤，颈淋巴结核，大叶性肺炎，指头炎，腰痛，荨麻症，并解草乌中毒。嫩花序、嫩叶可当蔬菜。花序可治咳嗽，配生香榧治小儿百日咳有显效。

宋·苏颂《图经本草》曰：

荷，荆襄江湖间多种之，北地亦有。春初生，叶似甘蕉，根似姜芽而肥，其叶冬枯，根堪为葅。其性好阴，在木下生者尤美。

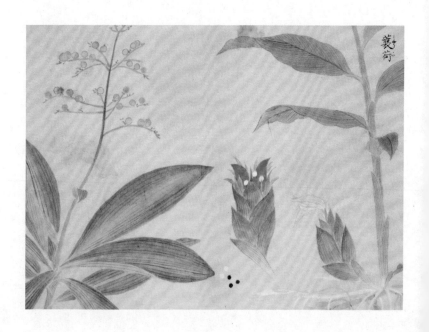

灯心草

又称秧草、野席草等，多年生草本。茎丛生，直立，圆柱型，淡绿色；叶全部为低出叶，呈鞘状或鳞片状。聚伞花序假侧生，种子卵状长圆形，黄褐色。多生于河边、池旁、水沟，稻田旁、草地及沼泽湿处。茎内白色髓心除供点灯和烛心用外，入药有利尿、清凉、镇静作用；茎皮纤维可作编织和造纸原料。

明·李时珍《本草纲目》曰：

此即龙须之类，但龙须紧小而瓤实，此草稍粗而瓤虚白。吴人栽莳之，取瓤为灯炷，以草织席及蓑。他处野生者不多。外丹家以之伏硫、砂。

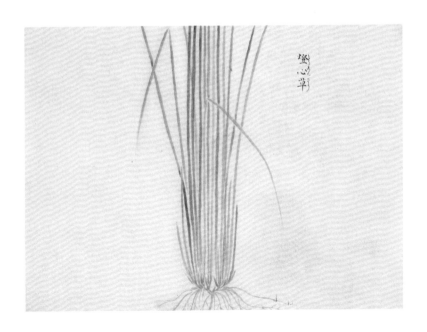

地黄

别名生地、酒壶花等，多生于海拔50~1100米的山坡及路旁荒地等处。因其地下块根为黄白色而得名，根部为传统中药之一。依照炮制方法在药材上分为鲜地黄、干地黄与熟地黄，同时其药性和功效也有较大的差异：鲜地黄为清热凉血药，熟地黄则为补益药。此外，地黄初夏开花，花大数朵，淡红紫色，具有较好的观赏性。

明·李时珍《本草纲目》曰：

其苗初生塌地，叶如山白菜而毛涩，叶面深青色，又似小芥叶而颇浓，不叉丫。叶中撺茎，上有细毛。茎梢开小筒子花，红黄色。结实如小麦粒。

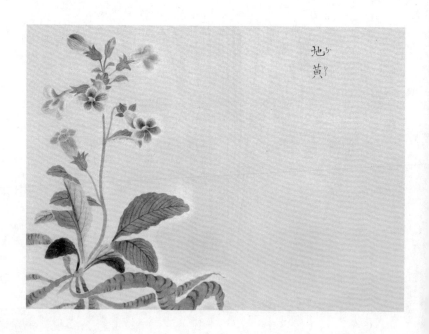

牛膝

别名牛磕膝、山苋菜等，多年生草本。根圆柱形，土黄色；茎有棱角或四方形，绿色或带紫色。叶片椭圆形或椭圆披针形种子矩圆形，黄褐色。多生于山野路旁。根可入药，生用，活血通经；熟用，补肝肾，强腰膝。兽医用作治牛软脚症，跌伤断骨等。

宋·苏颂《图经本草》曰：

叶尖圆如匙，两两相对，于节上生花作穗，秋结实甚细。此有二种，茎紫节大者为雄，青细者为雌。二月、八月、十月采根，阴干。根极长大而柔润者佳。叶亦可单用。

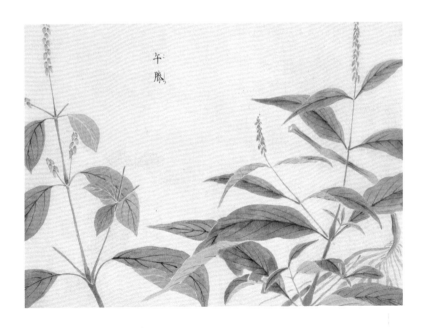

紫菀

别名青菀、紫倩、小辫等，多年生草本。根状茎斜升，茎直立，粗壮；花序梗长，有线形苞叶。生于低山阴坡湿地、山顶和低山草地及沼泽地。根药用主治慢性气管炎，止咳，化痰。

南北朝·陶弘景《本草经集注》曰：

近道处处有之。其生布地，花紫色，本有白毛，根甚柔细。有白者名白菀，不复用。

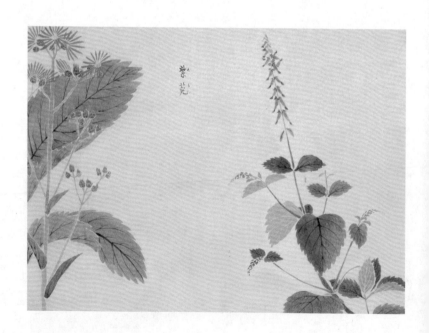

麦门冬

又名麦冬、羊韭、忍陵等，多年生草本，高15～40厘米。地下具细长匍匐枝，须根常有部分膨大成肉质的块根。叶丛生，窄线形，总状花序顶生；花淡紫色，偶为白色。浆果球状，成熟时深绿色或黑蓝色。生长于溪沟岸边或山坡树林下，在我国分布较广。块根可入药，甘微苦，寒。有养阴润肺，清心除烦，益胃生津功效。

魏·吴普《吴普本草》曰：

生山谷肥地，丛生，叶如韭，实青黄。采无时。

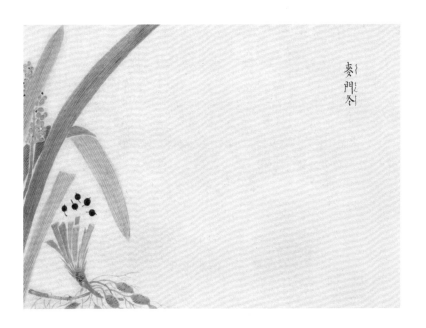

淡竹叶

又称竹叶、碎骨子、山鸡米、金鸡米等，多年生草本植物。具木质根头，须根中部膨大呈纺锤形小块根，黄白色。叶披针形，圆锥花序，颖果椭圆形。多生于山坡、林地或林缘、道旁蔽荫处。叶为清凉解热药，小块根作药用，有清凉，解热、利尿及催产之效。

明·李时珍《本草纲目》曰：

处处原野有之。春生苗，高数寸，细茎绿叶，俨如竹米落地所生细竹之茎叶。其根一窠数十须，须上结子，与麦门冬一样，但坚硬尔，随时采之。八九月抽茎，结小长穗。俚人采其根苗，捣汁和米作酒曲，甚芳烈。

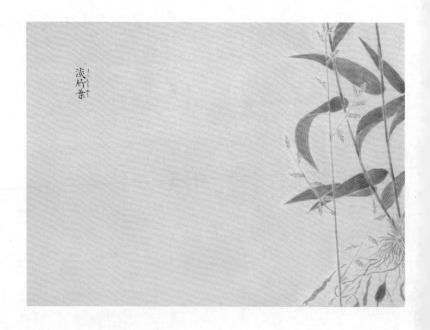

鸭跖草

别名碧竹子、翠蝴蝶等，一年生披散草本。茎匍匐生根，多分枝；花瓣为深蓝色。产云南、四川、甘肃以东的南北各省区，生于湿地。药用，为消肿利尿、清热解毒之良药，此外对麦粒肿、咽炎、扁桃腺炎、腹蛇咬伤有良好疗效。

明·李时珍《本草纲目》曰：

三四月出苗，紫茎竹叫，嫩时可食。四五月开花，如蛾形，两叶如翅，碧色可爱。结角尖曲如鸟喙，实在角中，大如小豆。豆中有细子，灰黑而皱，状如蚕屎。巧匠采其花，取汁作画色及彩羊皮灯，青碧如黛也。

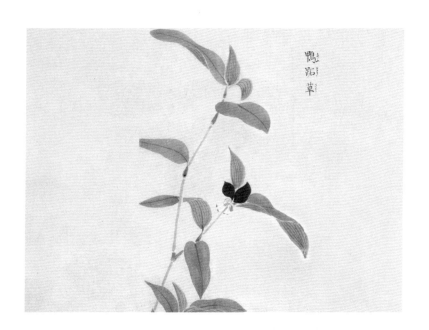

龙葵

俗称野海椒、小苦菜等，一年生直立草本。茎无棱或棱不明显，
绿色或紫色。花冠白色，筒部隐于萼内。我国几乎全国均有分布，
喜生于田边、荒地及村庄附近。全株入药，可散瘀消肿，清热解毒。

明·李时珍《本草纲目》曰：

四月生苗，嫩时可食，柔滑。渐高二三尺，茎大如箸，似灯笼草
而无毛。叶似茄叶而小。五月以后，开小白花，五出黄蕊。结子
正圆，大如五味子，上有小蒂，数颗同缀，其味酸。

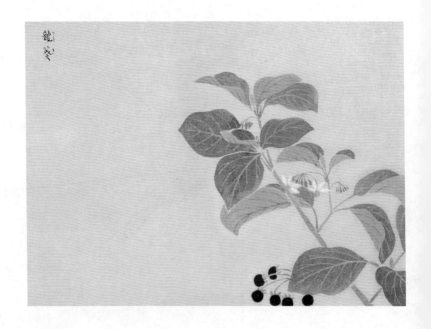

败酱

又称鹿肠、马草、泽败等，多年生草本。根茎横卧或斜坐，有特殊的臭气，如腐败的酱味。茎直立，叶对生，卵形；聚伞花序多分枝，呈伞房状的圆锥花丛；果实倒卵形。多生长于山坡草地及路旁。全国大部地区均有分布。可全株入药，一般多在夏季采收，中医认为有清热解毒，排脓破瘀之效。

唐·苏敬 等《唐本草》曰：

此药不出近道，多生冈岭间，叶似水茛及薇衔，丛生，花黄根紫，作陈酱色，其叶殊不似豨莶也。

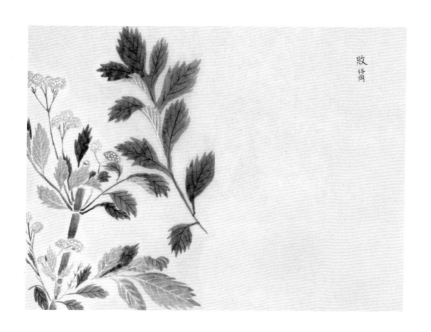

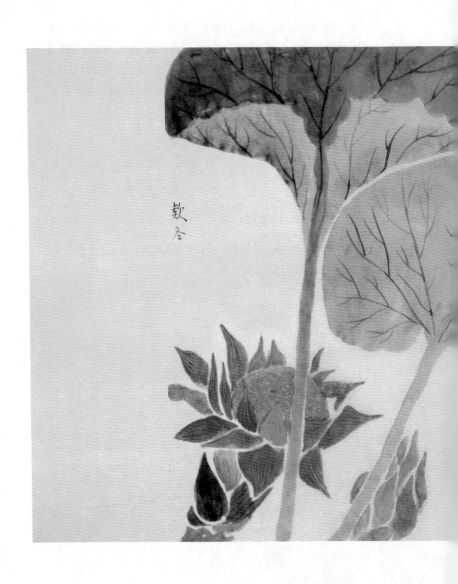

款
冬

款冬花

又名冬花、看灯花、九九花，多年生草本。根状茎横生地下，褐色。早春花叶抽出数个花葶，苞叶淡紫色。花冠舌状，黄色；瘦果圆柱形。常生于山谷湿地或林下。花蕾及叶入药，有止咳、润肺、化痰之功效。

明·李时珍《本草纲目》曰：

根紫色，叶似葵，十二月开黄花，青紫萼，去土一二寸，初出如菊花萼，通直而肥实无子。

决明

又称草决明、羊角、假绿豆等，一年生亚灌木状草本，高1～2米。花瓣黄色，下面二片略长；荚果纤细，近四棱形，两端渐尖。我国长江以南各省区普遍分布，多生于山坡、旷野及河滩沙地上。其种子叫决明子，有清肝明目、利水通便之功效，同时还可提取蓝色染料；苗叶和嫩果可食。

宋·苏颂《图经本草》曰：

今处处人家园圃所莳。夏初生苗，高三四尺许。根带紫色。叶似苜蓿而大。七月开黄花，结角。其子如青绿豆而锐，十月采之。

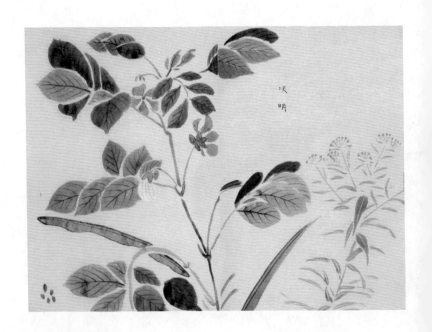

地肤

又名地麦、扫帚苗等，一年生草本。株丛紧密，株形呈卵圆至圆球形、倒卵形或椭圆形。穗状花序，开红褐色小花，花极小，无观赏价值，胞果扁球形。果实扁球形，可入药，叫地肤子。嫩茎叶可以吃，老株可用来做扫帚。

明·李时珍《本草纲目》曰：

地肤嫩苗，可作蔬茹，一科数十枝，攒簇团团直上，性最柔弱，故将老时可为帚，耐用。

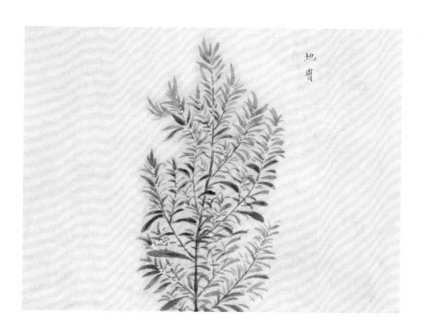

瞿麦

又名野麦、石柱花等，多年生草本，茎丛生，直立，绿色，无毛。
叶片线状披针形，花瓣通常是淡红色或带紫色，蒴果圆筒形。多
生于海拔400～3700米的丘陵山地疏林下、林缘、草甸、沟谷溪边。
全草入药，有清热、利尿、破血通经功效。也可作农药，能杀虫。

明·李时珍《本草纲目》曰：

田野生者，花大如钱，红紫色。人家栽者，花稍小而妩媚，有红
白粉红紫赤斑烂数色，俗呼为洛阳花。结实如燕麦，内有小黑子。
其嫩苗炸熟水淘过，可食。

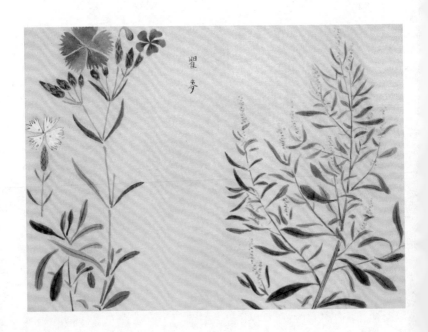

王不留行

即麦蓝菜的干燥成熟种子。麦蓝菜，别称奶米、老头蓝子等，一年生或二年生草本。花瓣呈淡红色，蒴果宽卵形或近圆球形。广布于欧洲和亚洲，多生于田边或耕地附近的丘陵地，尤以麦田中最为普遍。种子入药，可治经闭、乳汁不通、乳腺炎和痈疖肿痛。

明·李时珍《本草纲目》曰：

多生麦地中。苗高者一二尺。三四月开小花，如铎铃状，红白色。结实如灯笼草子，壳有五棱，壳内包一实，大如豆。实内细子，大如菘子，生白熟黑，正圆如细珠可爱。

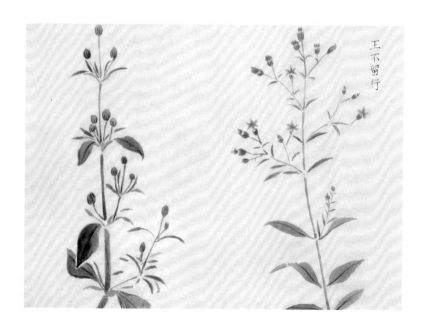

王不留行

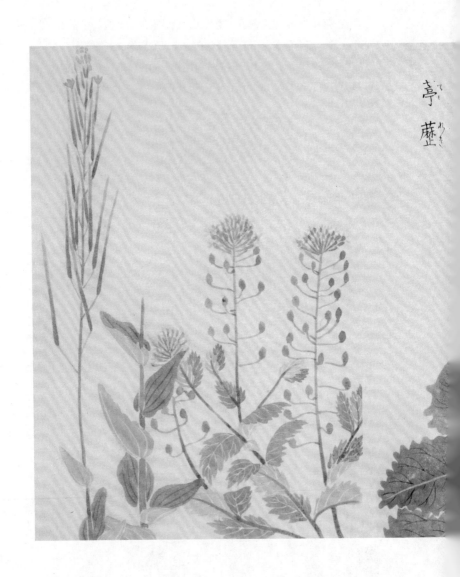

葶藶

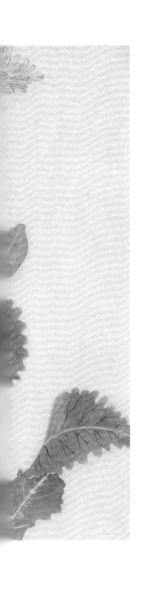

葶苈 (tíng lì)

又名葶苈子、光果葶苈等。一年或二年生草本。茎直立，花瓣黄色，花期后成白色。分布较广，分布较广，北温带地区都有分布；多生于田边路旁，山坡草地及河谷湿地。种子含油，可供制皂工业用。亦可入药，中医认为其有消肿除痰、止咳定喘的功效。

宋·苏颂《图经本草》曰：

初春生苗叶，高六七寸，似荠。根白色，枝茎俱青。三月开花，微黄。结角，子扁小如黍粒微长，黄色。

车前

这种草常成群生长在牛马迹中，所以把它叫做车前、当道或者牛遗，二年生或多年生草本。多生于草地、沟边、河岸湿地、田边、路旁或村边空旷处。根茎短，稍粗。叶基生，呈莲座状，平卧、斜展或直立；穗状花序，花白色；果实卵状。全草可药用，有利尿、明目的功效。

宋·苏颂《图经本草》曰：

春初生苗，叶布地如匙面，累年者长及尺余。中抽数茎，作长穗如鼠尾。花甚细密，青色微赤。结实如葶苈，赤黑色。

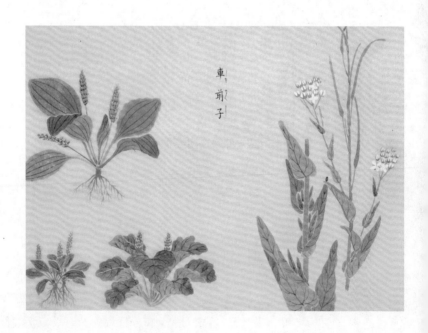

马鞭草

因节生紫花，如鞭之节；而穗类似鞭鞘，所以得名"马鞭"。常生长在低至高海拔的路边、山坡、溪边或林旁。 全世界的温带至热带地区均有分布。全草供药用，性凉，有凉血、散瘀、通经、清热、解毒、止痒、驱虫、消胀的功效。

明·李时珍《本草纲目》曰：

马鞭下地甚多。春月生苗，方茎，叶似益母，对生，夏秋开细紫花，作穗如车前穗，其子如蓬蒿子而细，根白而小。

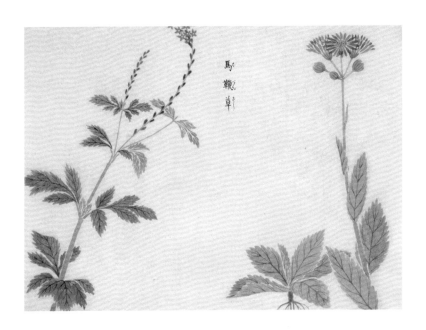

连翘

早春先叶开花，花开香气淡艳，满枝金黄，艳丽可爱，是优良观花灌木。又称黄花杆、黄寿丹等，落叶灌木。多生于山坡灌丛、林下或草丛中，或山谷、山沟疏林中。果实可以入药，具清热解毒、消结排脓之效外，药用其叶，对治疗高血压、痢疾、咽喉痛等效果较好。

唐·苏敬 等《唐本草》曰：

此物有两种，大翘，小翘。大翘生下湿地，叶狭长如水苏，花黄可爱，着子似椿实之未开者，作房翘出众草。其小翘生冈原之上，叶花实皆似大翘而小细。

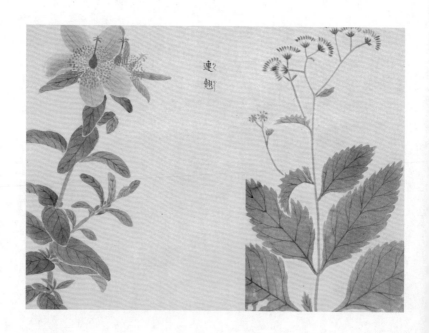

甘蓝

即卷心菜，又称花菜、包菜等，二年生草本。矮且粗壮一年生茎肉质，不分枝，绿色或灰绿色。各地均有栽培，作蔬菜及饲料用。叶的浓汁用于治疗胃及十二指肠溃疡。

明·李时珍《本草纲目》曰：

其叶长大而浓，煮食甘美。经冬不死，春亦有英。其花黄，生角结子。其功与蓝相近也。

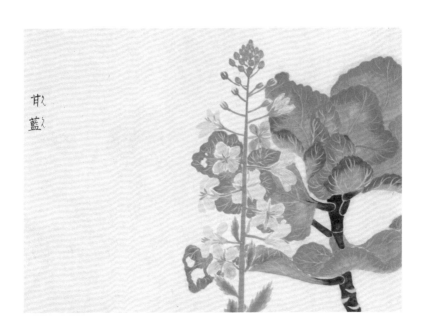

虎杖

李时珍这样解释此名字的来源："杖言其茎，虎言其斑也。"又称花斑竹、黄地榆等，多年生灌木状草本。根状茎粗壮，茎直立；花淡绿色，瘦果卵形，有光泽黑褐色。分布于西北、华东、华中、华南及西南等地，多生于山坡灌丛、山谷、路旁、田边湿地。根状茎可供药用，有活血、散瘀、通经、镇咳等功效。

明·李时珍《本草纲目》曰：

其茎似荭蓼，其叶圆似杏，其枝黄似柳，其花状似菊，色似桃花。合而观之，未尝不同也。

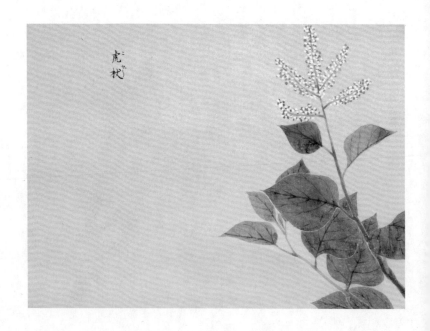

蒺藜

又名白蒺藜、蒺骨子等，一年生匍匐草本。茎平卧，无毛；花为黄色，五片花瓣；果实也分为五瓣。全国各地都有分布，生于沙地、荒地、山坡、居民点附近。青鲜时可做饲料。果入药能平肝明目，散风行血。果刺易粘附家畜毛间，有损皮毛质量。为草场有害植物。

明·李时珍《本草纲目》曰：

蒺藜叶如初生皂荚叶，整齐可爱。刺蒺藜状如赤根菜子及细菱，三角四刺，实有仁。其白蒺藜结荚长寸许，内子大如脂麻，状如羊肾而带绿色，今人谓之沙苑蒺藜。

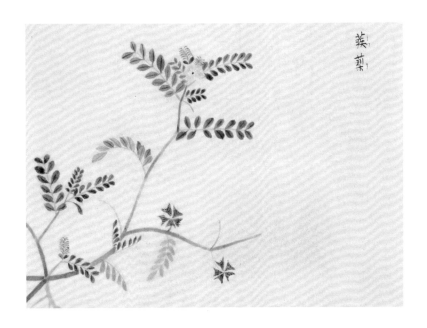

谷精草

也叫流星草，李时珍说它是谷田的余气所生，所以叫谷精。一年
生草本。叶线形，丛生；花瓣3枚，离生，扁棒形。花茎纤细，长
短不一，淡黄绿色，有光泽，稍扭曲，有棱线数条。多生于稻田、
水边或池沼边潮湿处。可全草入药，有祛风散热、名目之效。

明·李时珍《本草纲目》曰：

此草收谷后，荒田中生之，江湖南北多有。一科丛生，叶似嫩谷秧。
抽细茎，高四五寸。茎头有小白花，点点如乱星。

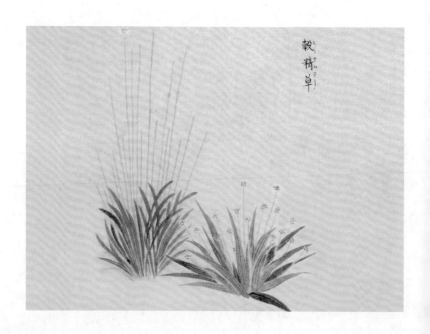

海金沙

又名金沙藤、吐丝草等，多年生攀缘常绿草本。植株高攀达1～4米，根茎细而匍匐，生于山坡草丛或灌木丛中。由于其孢子色黄如细沙而得名，据《本草纲目》，本种"甘寒无毒。主治通利小肠，疗伤寒热狂，治湿热肿毒，小便热淋膏淋血淋石淋经痛，解热毒气"。

明·李时珍《本草纲目》曰：

茎细如线，引于竹木上，高尺许。其叶细如园荽叶而甚薄，背面皆青，上多皱纹。皱处有沙子，状如蒲黄粉，黄赤色。不开花，细根坚强。其沙及草皆可入药。方士采其草取汁，煮砂、缩贺。

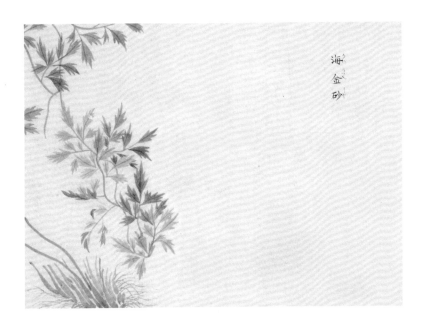

海金砂

半边莲

别名细米草、急解索等，多年生草本。茎细弱，匍匐，节上生根；花冠粉红色或白色。产自长江中、下游及以南各省区，生于水田边、沟边及潮湿草地上。全草可供药用，含多种生物碱，有清热解毒、利尿消肿之效。

明·李时珍《本草纲目》曰：

半边莲，小草也。生阴湿塍堑边。就地细梗引蔓，节节而生细叶。秋开小花，淡红紫色，止有半边，如莲花状，故名。又呼急解索。

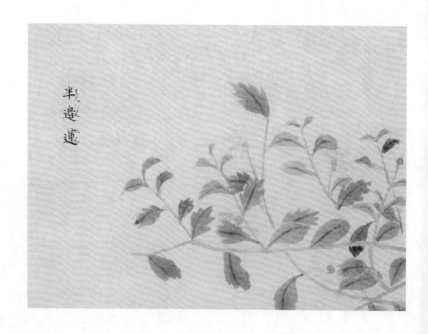

紫花地丁

别名野堇菜、地丁草，多年生草本。无地上茎，花中等大，紫堇色或淡紫色，稀呈白色；花梗通常多且细弱。多生于田间、荒地、山坡草丛、林缘或灌丛中，在庭园较湿润处常形成小群落。全草供药用，能清热解毒，凉血消肿。嫩叶可作野菜。亦可作早春观赏花卉。

明·李时珍《本草纲目》曰：

处处有之。其叶似柳而微细，夏开紫花结角。平地生者起茎；沟壑边生者起蔓。

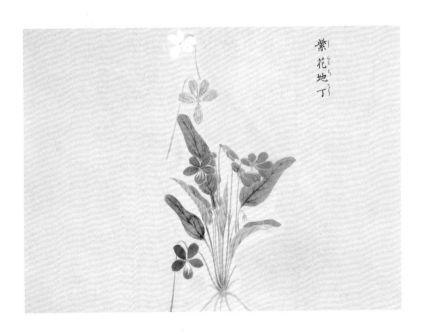

大黄

又名将军、黄良、火参等，多年生高大草本。生于山地林缘或草坡半阴湿处，野生或栽培，根茎粗壮。栽培种主要为掌叶大黄，次为唐古特大黄和药用大黄。中国用大黄于医药有悠久历史，西汉初已成批运销欧洲为中国主要出口药材之一。

南北朝·陶弘景《本草经集注》曰：

今采益州北部汶山及西山者，虽非河西、陇西，好者犹作紫地锦色，味甚苦涩，色至浓黑。西川阴干者胜。北部日干，亦有火干者，皮小焦不如，而耐蛀堪久。此药至劲利，粗者便不中服。

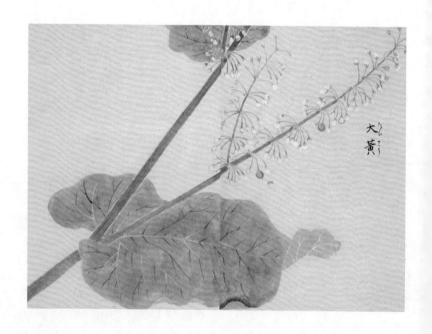

大黄

毒

草

大戟

药用别称为牛奶浆草、山猫儿眼草、千层塔、龙虎草等。多年生草本植物，根圆锥状。茎直立，杯状花序总苞坛形。多生长于山坡、路边、荒坡或草丛中。靠种子繁殖。根可入药，有逐水通便，消肿散结，并有通经之效；亦可作兽药用。

明·李时珍《本草纲目》曰：

大戟生平泽甚多。直茎高二三尺，中空，折之有白浆。叶长狭如柳叶而不团，其梢叶密攒而上。杭州紫大戟为上，江南土大戟次之。北方绵大戟色白，其根皮柔韧如绵，甚峻利，能伤人。弱者服之，或至吐血，不可不知。

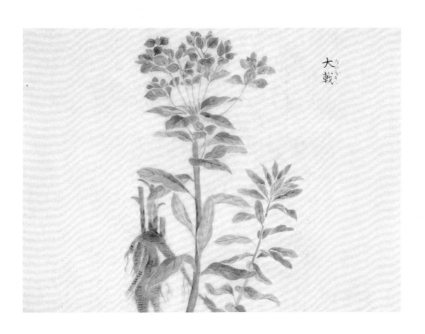

甘遂

别名主田、重泽、白泽、鬼丑等，多年生草本。是中国的特有植物，分布于中国大陆的甘肃、山西、陕西、宁夏、河南等地，多野生在低山坡、荒坡、沙地、田边和路旁等。根为著名中药，苦寒有毒，具除水、利尿功效；主治各种水肿等；全株有毒，根毒性大，易致癌，宜慎用。

唐·苏敬 等《唐本草》曰：

甘遂苗似泽漆，其根皮赤肉白，作连珠实重者良。草甘遂乃是蚤休，疗体全别，苗亦不同，俗名重台，叶似鬼臼、蓖麻，根皮白色。

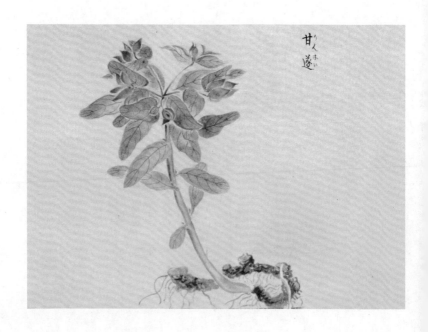

常山

又名鸡骨常山、鸡骨风、风骨木等，落叶灌木。高可达2米，茎枝圆形，有节；叶对生，椭圆形；伞房花序，花浅蓝色；圆形蓝色浆果。多生于林荫湿润山地，或栽培于林下。根可入药，有截疟、劫痰功效。其嫩叶称"蜀漆"，亦供药用。

唐·苏敬 等《唐本草》曰：

常山生山谷间。茎圆有节，高者不过三四尺。叶似茗而狭长，两两相当。三月生白花，青萼。五月结实青圆，三子为房。其草暴燥色青白，堪用。若阴干便黑烂郁坏矣。

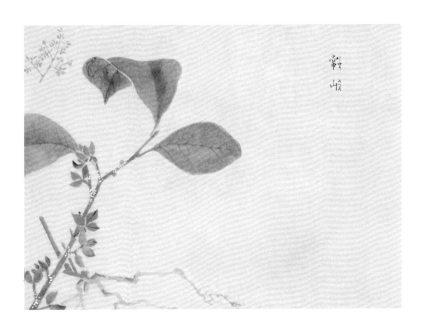

藜芦

别名山葱、大叶藜芦、棕包头等，多年生草本。高60～100厘米；根多数，细长，带肉质；茎直立，叶互生；花绿白色或暗紫色。多生于海拔1200～3300米的山野、林内或灌木丛间。以根部或带根全草入药，可吐风痰，杀虫毒。

五代·韩保升 等《蜀本草》曰：

所在山谷皆有。叶似郁金、秦艽、蘘荷等，根若龙胆，茎下多毛。夏生冬凋，八月采根。

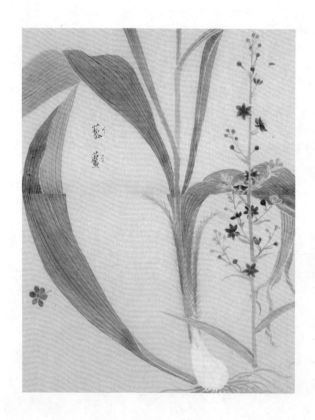

附子

附子和乌头是同一株植物上的产物，附子是侧根，乌头是主根。6月下旬至8月上旬采挖，除去母根、须根及泥沙，称"泥附子"。加工炮制为盐附子、黑附子、白附片、淡附片、炮附片。属温里药。

明·李时珍《本草纲目》曰：

乌头有两种，出彰明者即附子之母，今人谓之川乌头是也。春末生子，故曰春采为乌头。冬则生子已成，故曰冬采为附了。

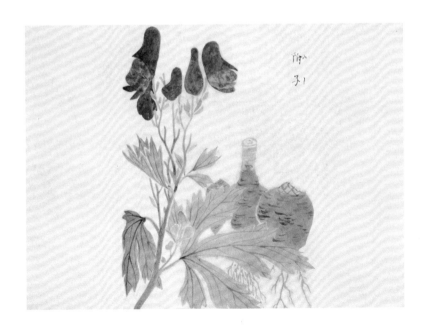

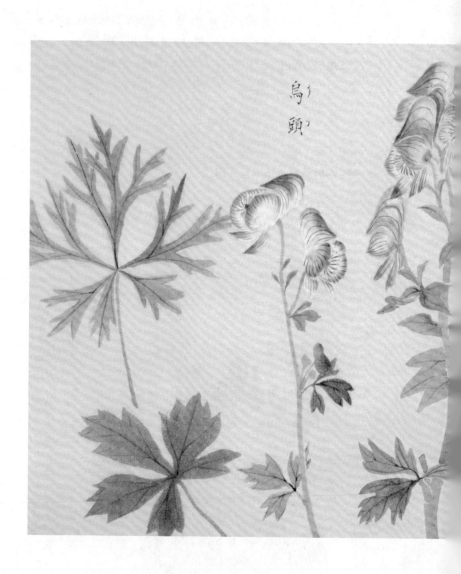

烏頭

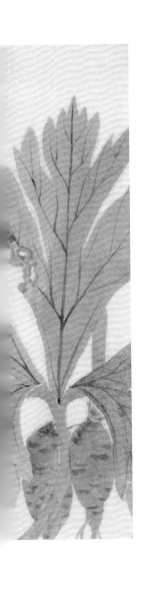

乌头

毛茛科植物，块根倒圆锥形，叶片薄革质或纸质，五角形。萼片蓝紫色，花瓣无毛，通常拳卷。生山地草坡或灌丛中。被我国劳动人民利用的历史也较悠久，《神农本草经》中将乌头列为下品。块根可作箭毒，李时珍指出："草乌头取汁晒为毒药，射禽兽，故有射网之称"；也可作农药，消灭农作物的一些病害和虫害。乌头的花美丽，也可供观赏。

南北朝·陶弘景《本草经集注》曰：

今采用四月，亦以八月采。捣筰茎汁，日煎为射罔。猎人以敷箭，射禽兽十步即倒，中人亦死，宜速解之。

半夏

又名地文、守田等，·多年生小草本。块茎圆球形，佛焰苞绿色或绿白色，肉穗花序。广泛分布于中国长江流域以及东北、华北等地区，常见于草坡、荒地、玉米地、田边或疏林下，为旱地中的杂草之一。块茎可入药，有毒，能燥湿化痰，降逆止呕；主治咳嗽痰多、恶心呕吐。

魏·吴普《吴普本草》曰：

生微丘或生野中，二月始生，叶三三相偶。白花圆上。

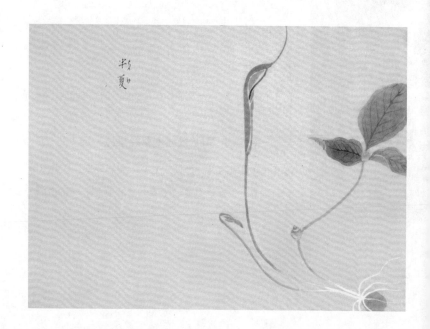

萍蓬草

别名黄金莲、萍蓬莲，睡莲科萍蓬草属植物。多年水生草本；根状茎直径2～3厘米。叶纸质，宽卵形或卵形，少数椭圆形，先端圆钝，基部具弯缺，心形，裂片远离，圆钝，上面光亮，无毛，下面密生柔毛，侧脉羽状，几次二歧分枝；叶柄有柔毛。花直径3～4厘米；花梗长40～50厘米，有柔毛；萼片黄色，外面中央绿色，矩圆形或椭圆形；花瓣窄楔形，先端微凹；柱头盘常10浅裂，淡黄色或带红色。根状茎入药，能健脾胃，有补虚止血、治疗神经衰弱之功效。

唐·陈藏器《本草拾遗》曰：

萍蓬草根，主补虚，益气力，厚肠胃。

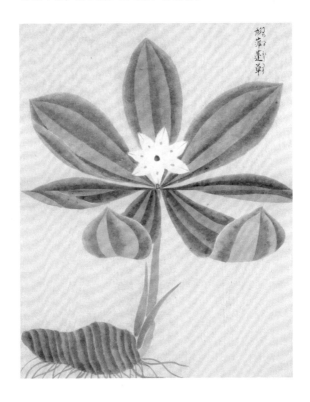

射干

又名乌扇、黄远、夜干等，多年生草本。高0.5～1.2米。根状茎为不规则的块状；须根多数带黄色。茎直立；花为橙红色，散生紫褐色的斑点。生于林缘或山坡草地。根状茎药用，味苦、性寒、微毒。能清热解毒、散结消炎、消肿止痛、止咳化痰，用于治疗扁桃腺炎及腰痛等症。

明·李时珍《本草纲目》曰：

射干即今扁竹也。今人所种，多是紫花者，呼为紫蝴蝶。其花三四月开，六出，大如萱花。结房大如拇指，颇似泡桐子，一房四隔，一隔十余子。子大如胡椒而色紫，极硬，咬之不破。

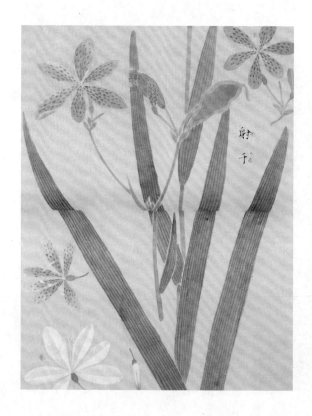

羊踯躅（zhí zhú）

又名惊羊花、三钱三、毛老虎等，落叶灌木，高1～2米。老枝光滑，带褐色，幼枝有短柔毛。单叶互生，叶柄短。总状伞形花序顶生，黄色或金黄色，内有深红色斑点。常见于山坡、石缝、灌木丛中。其根、茎、叶、花和果均入药。民间通常称它为"闹羊花"，羊误食后往往踯躅而死，故得名。

宋·苏颂《图经本草》曰：

春生苗似鹿葱，叶似红花，茎高三四尺。夏开花似凌霄花、山石榴辈，正黄色，羊食之则死。

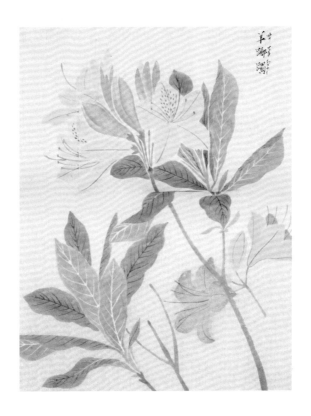

菟丝子

别名豆寄生、黄丝藤、鸡血藤、金丝藤等，一年生寄生草本。茎缠绕，黄色，纤细，无叶；花冠白色，壶形。通常寄生于豆科、菊科、蒺藜科等多种植物上，为大豆产区的有害杂草，并对胡麻、苎麻、花生、马铃薯等农作物也有危害。种子药用，有补肝肾、益精壮阳及止泻的功能。

佚名《名医别录》曰：

菟丝子生朝鲜川泽田野，蔓延草木之上。九月采实，曝干。色黄而细者为赤网，色浅而大者为菟累。功用并同。

覆盆子

又名悬钩子、树莓等，落叶乔木。果实味道酸甜，植株的枝干上长有倒钩刺。生山地杂木林边、灌丛或荒野。覆盆子的果实是一种聚合果，有红色，金色和黑色，在欧美作为水果。全株可入药，有多种药物价值；其果实有明目、补肾作用。

宋·寇宗奭《本草衍义》曰：

长条，四五月红熟，山中人及时采来卖。其味酸甘，外如荔枝，大如樱桃，软红可爱。

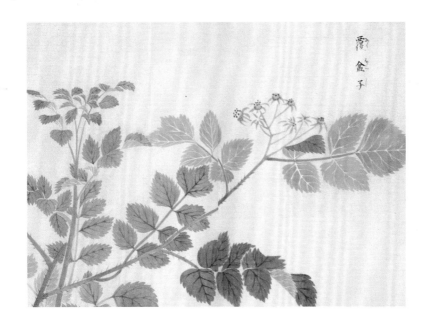

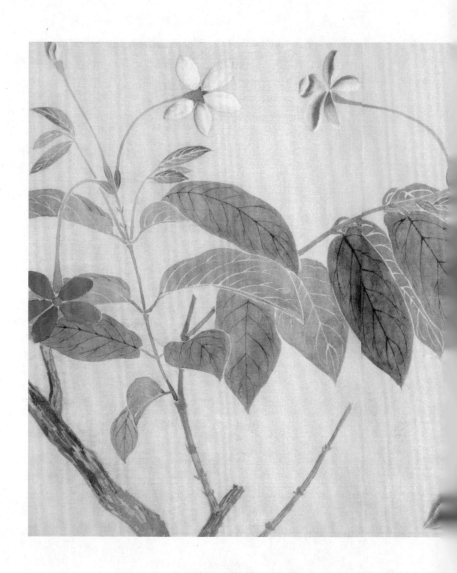

使君子

别名史君子、四君子等，攀缘状灌木。花瓣5片，先端钝圆，初为白色，后转淡红色。果卵形，短尖，成熟时外果皮脆薄，呈青黑色或栗色。产四川、贵州至南岭以南各处，种子为中药中最有效的驱蛔药之一，对小儿寄生蛔虫症疗效尤著。

明·李时珍《本草纲目》曰：

其藤如葛，绕树而上。叶青如五加叶。五月开花，一簇一二十葩，红色轻盈如海棠。其实长合成，有棱。先时半黄，老则紫黑。

木鳖子

别称番木鳖、糯饭果等。多年生草质藤木，具膨大的块状根。果实卵球形，基部近圆；成熟时红色，肉质。种子多数，卵形或方形，干后黑褐色。野生于山坡、林缘的土层深厚处，喜温暖和充足阳光。有消肿散结，祛毒的功效。

明·李时珍《本草纲目》曰：

木鳖核形扁，大如围棋子。其仁青绿色，入药去油者。

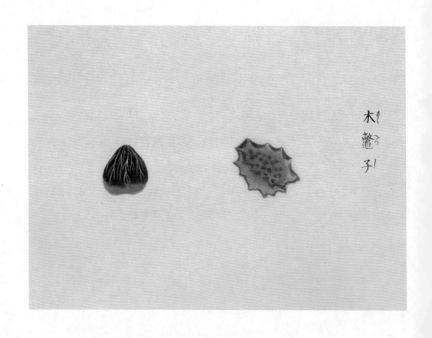

木鳖子

马兜铃

别名蛇参果、三角草等，多年生缠绕性草本植物，中文名因其成熟果实如挂于马颈下的响铃而得。叶纸质，卵状三角形、长圆状卵形或戟形；蒴果近球形，顶端圆形而微凹。有清肺降气、止咳平喘、清肠消痔的功效，其茎称天仙藤，有理气、祛湿、活血止痛的功效。

宋·苏颂《图经本草》曰：

春生苗，作蔓绕树而生。叶如山蒒叶，而浓人背白。六月开黄紫花，颇类枸杞花。七月结实如枣大，状似铃，作四五瓣。

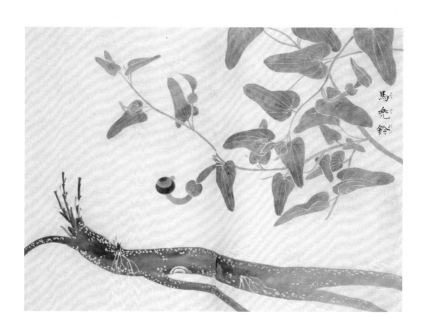

牵牛子

别名喇叭花子、草金铃、打碗花等，一年生攀缘草本。茎缠绕，多分枝。叶互生，心脏形。花冠漏斗状，通常为蓝紫色、粉红或白色。蒴果球形，种子黑色或黄白色。多生于路旁、田间、墙脚下，或灌丛中。我国大部分地区有分布。种子可入药，有泻水通便，消痰杀虫的功效。

明·李时珍《本草纲目》曰：

牵牛有黑、白二种：黑者处处野生尤多。其蔓有白毛，断之有白汁。叶有三尖，如枫叶。花不作瓣，如旋花而大。其实有蒂裹之，生青枯白。其核与棠梂子核一样，但色浅黑尔。白者人多种之。其蔓微红，无毛有柔刺，断之有浓汁，叶团有斜尖，并如山药茎叶。

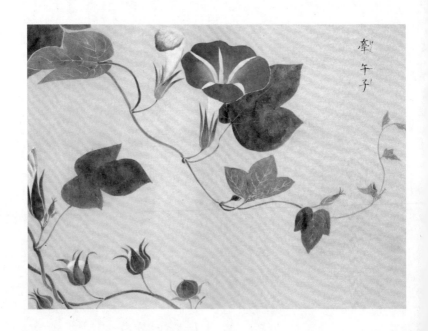

旋花

又名鼓子花、独肠草、美草等，多年生草本，全体不被毛。茎缠绕，伸长，有细棱。叶形多变，花冠通常白色或有时淡红或紫色，漏斗状。多生于海拔140~2600米的路旁、溪边草丛、农田边及山坡林缘。我国大部分地区有分布。花可入药，有益气，养颜的功效。

明·李时珍《本草纲目》曰：

旋花田野塍堑皆生，逐节延蔓。叶如波菜叶而小。至秋开花，如白牵牛花，粉红色，亦有千叶者。其根白色，大如筋。不结子。

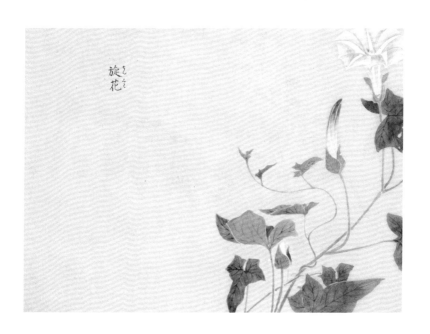

紫葳

凌霄花的别名,攀缘藤本。茎木质,表皮脱落,枯褐色,花冠内面鲜红色,外面橙黄色,裂片半圆形。产长江流域各地,多生于山谷、溪边、疏林下,或攀缘于树上、石壁上。可供观赏及药用,花为通经利尿药,可治跌打损伤等症。据李时珍云"附木而上,高达数丈,故曰凌霄"。

明·李时珍《本草纲目》曰:

凌霄野生,蔓才数尺,得木而上,即高数丈,年久者藤大如杯。

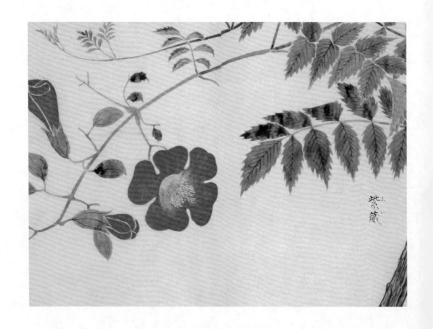

月季花

被称为花中皇后，又称"月月红"，是常绿、半常绿低矮灌木。四季开花，色彩艳丽、丰富，不仅有红、粉黄、白等单色，还有混色、银边等品种；多数品种有芳香。花成大型，由内向外，呈发散型，可广泛用于园艺栽培和切花。花朵可提取香精，亦可入药。

明·李时珍《本草纲目》曰：

处处人家多栽插之，亦蔷薇类也。青茎长蔓硬刺，叶小于蔷薇，而花深红，千叶浓瓣，逐月开放，不结子也。

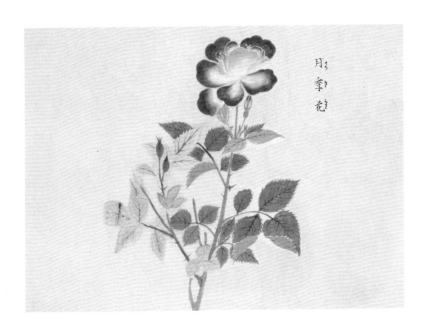

栝蒌 （guā lóu）

名贵中药，又称栝楼、药瓜等，多年生攀缘草本。庭院、河堤、沟崖、路旁、田边都可以种植。夏秋开白花，果实由青绿变黄褐，大如鹅蛋，含糖量较高，叫蒌仁。可入药，有润肺止咳、清热化痰之功效。其块根直生地下，一般秋冬掘出，切片入药，其断面洁白如霜，叫天花粉。有清热生津之功能，主治热病，亦可清喝。

明·李时珍《本草纲目》曰：

其实圆长，青时如瓜，黄时如熟柿，山家小儿亦食之。内有扁子，大如丝瓜子，壳色褐，仁色绿，多脂，作青气。炒干捣烂，水熬取油，可点灯。

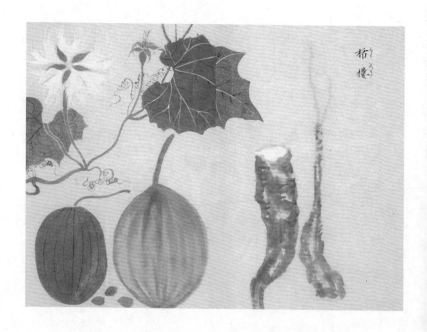

王瓜

多年生草质藤本植物，纸质叶片，轮廓阔卵形或圆形，叶基深心形，上面深绿色，背面淡绿色，细脉网状；花冠白色；果实卵圆形，成熟时橙红色。生于山坡疏林中或灌丛中。果实、种子、根均可供药用，中药名分别为：王瓜、王瓜子、王瓜根；其中，王瓜具有清热，生津，化瘀，通乳之功效。

宋·寇宗奭《本草衍义》曰：

王瓜，其壳径寸，长二寸许，上微圆，下尖长，七八月熟，红赤色。

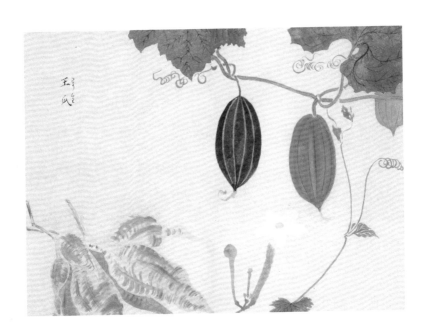

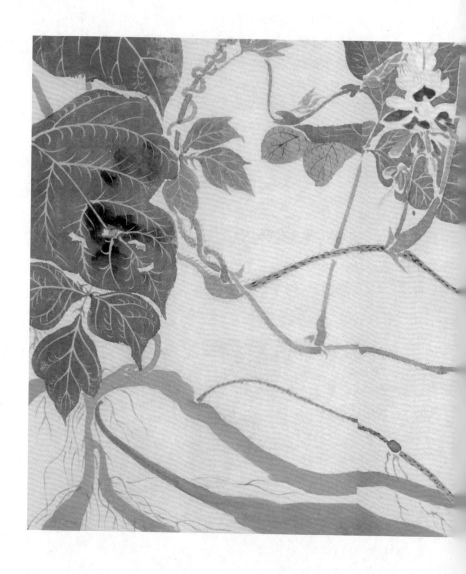

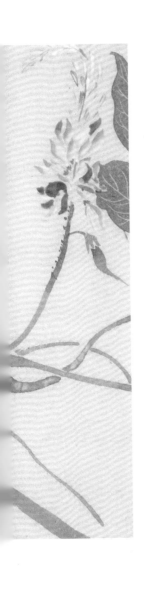

葛

多年生草质藤本，长可达8米，有粗厚的块状根。花萼钟形，花冠为紫色，旗瓣倒卵形。产我国南北各地，多生于山地疏或密林中。葛根供药用，有解表退热、生津止渴、止泻的功能，并能改善高血压病人的头晕、头痛、耳鸣等症状。在古代应用甚广，葛衣、葛巾均为平民服饰，葛纸、葛绳应用亦久，葛粉用于解酒。

南北朝·陶弘景《本草经集注》曰：

即今之葛根，人皆蒸食之。当取入土深大者，破而日干之。

天门冬

别名三百棒、丝冬、明天冬等，多年生草本攀缘植物。根部为纺锤状，花朵是淡绿色，浆果熟时呈红色。块根是常用的中药，一般在秋、冬季采挖，洗净，除去须根，置沸水中煮或蒸至透心，趁热除去外皮，洗净，晒干备用。主治阴虚发热，咳嗽吐血。

宋·苏颂《图经本草》曰：

叶如茴香，极尖细而疏滑，有逆刺；亦有涩而无刺者，其叶如丝杉而细散，皆名天门冬。

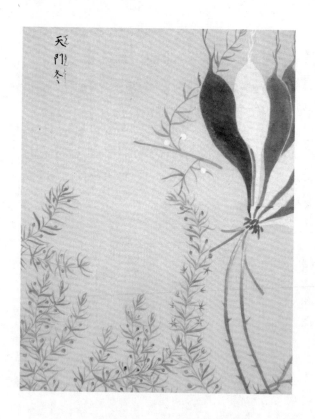

百部

亦称婆妇草、药虱药等，为多年生草本。地下簇生纺锤状肉质块根，茎上部攀缘它物上升。初春开淡绿色的花，花梗贴生于叶主脉上，像花从叶上长出一样。生长于海拔300～400米的地区，块根可入药，有毒性。外用可驱除蚊虫，内服有止咳的功能。

明·李时珍《本草纲目》曰：

百部亦有细叶如茴香者，其茎青，肥嫩时亦可煮食。其根长者近尺，新时亦肥实，但干则虚瘦无脂润尔。

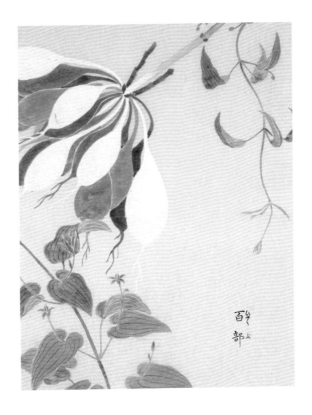

何首乌

何首乌，又称野苗、交藤、红内消、马肝石等，多年生缠绕草本。根细长，末端成肥大的块根，外表红褐色至暗褐色。叶互生，叶片狭卵形或心形；花序圆锥状，顶生或腋生，呈白色或淡绿色；瘦果卵形。喜温暖潮湿气候，生于草坡、路边、山坡石隙及灌木丛中。其块根入药，可安神、养血等，是常见名贵中草药。

宋·苏颂《图经本草》曰：

春生苗，蔓延竹木墙壁间，茎紫色。叶叶相对如薯蓣，而不光泽。夏秋开黄白花，如葛勒花。结子有棱，似荞麦而细小，才如粟大。秋冬取根，大者如拳，各有五棱瓣，似小甜瓜。

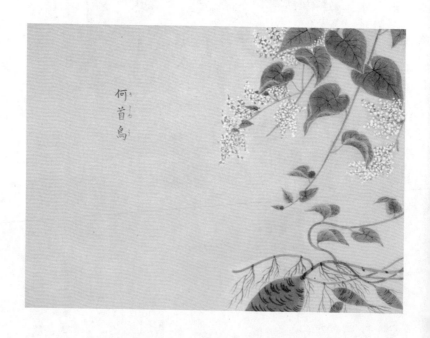

土茯苓

多年生攀缘灌木，又称冷饭团、红土苓等。根状茎粗厚；枝条光滑，无刺。多生于海拔1800米以下的林中、灌丛下、河岸或山谷中，也见于林缘与疏林中。粗厚的根状茎可入药，性甘平，利湿热解毒，健脾胃，且富含淀粉，可用来制糕点或酿酒。

宋·苏颂《图经本草》曰：

施州一种刺猪苓，蔓生。春夏采根，削皮焙干。彼土人用敷疮毒，殊效。

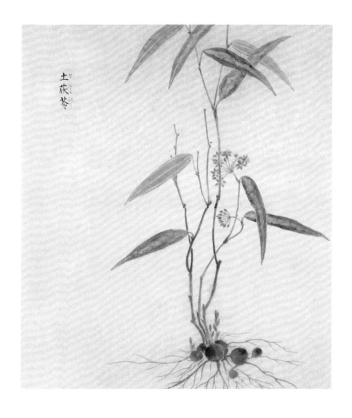

白蔹（liǎn）

又名山地瓜、野红薯、山葡萄秧、白根、五爪藤等，出自《神农本草经》。多年生落叶攀缘木质藤本，块根粗壮，肉质，呈卵形、长圆形或长纺锤形，深棕褐色。分布于华北、东北、华东、中南及陕西、宁夏、四川等地。春、秋二季采挖，除去泥沙及细根，切成纵瓣或斜片，晒干。可以清热解毒，消痈散结。

宋·苏颂《图经本草》曰：

二月生苗，多在林中作蔓，赤茎，叶如小桑。五月开花，七月结实。根如鸡鸭卵而长，三五枚同一窠，皮黑肉白。

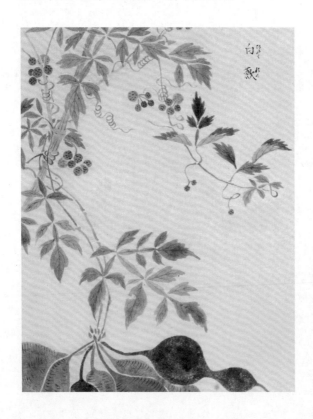

山豆根

山豆根，别名山大豆根、黄结、柔枝槐等，藤状灌木。直立或近平卧，高1～2米。单数羽状复叶，互生；总状花序，蝶形花冠黄白色；荚果紫黑色，串珠状。生长于海拔800～1350米的山谷或山坡密林中。根可入药，性苦、寒，有毒；有清热解毒，消肿利咽之功效。

宋·苏颂《图经本草》曰：

苗蔓如豆，叶青，经冬不凋，八月采根。广南者如小槐，高尺余，石鼠食其根。故岭南人捕鼠，取肠胃曝干，解毒攻热效。

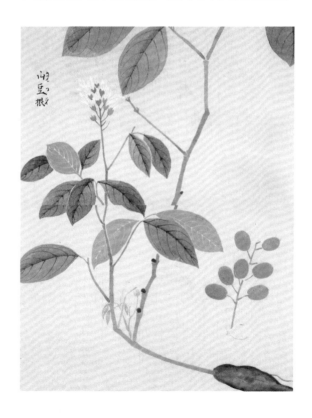

黄药子

也叫朱砂七,为蓼科植物金线草的全草,因其根茎呈朱砂色,故得此名。蒴果长圆形,成熟时草黄色,表面密生紫色小斑点。多生于河谷边、山谷阴沟或杂木林边缘。可化痰散结,凉血止血,但有导致严重肝损伤的可能。

明·李时珍《本草纲目》曰:

黄药子,今处处人栽之。其茎高二三尺,柔而有节,似藤,实非藤也。叶大如拳,长三寸许,亦不似桑。其根长者尺许,大者围二三肉色颇似羊蹄根。人皆捣其根入染蓝缸中,云易变色也。

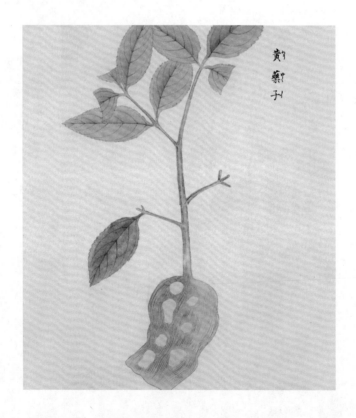

威灵仙

又名铁脚威灵仙、百条根、老虎须等，木质藤本，干后变黑色。茎、小枝近无毛或疏生短柔毛，圆锥状聚伞花序，多花。生长在山坡、山谷灌丛中或沟边、路旁草丛中。根入药能祛风湿、利尿、通经、镇痛。

明·李时珍《本草纲目》曰：

其根每年旁引，年深转茂。一根丛须数百条，长者二尺许。初时黄黑色，干则深黑，俗称铁脚威灵仙以此。别有数种，根须一样，但色或黄或白，皆不可用。

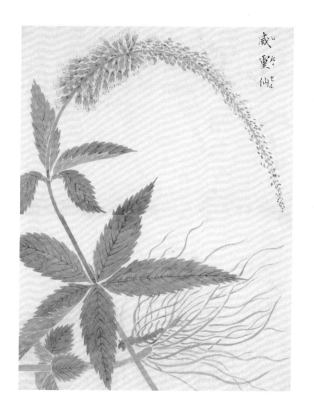

茜草

别名四轮草、活血草、过山藤等，多年生攀缘草本。是一种历史悠久的植物染料，茎多条，从根状茎的节上发出；花冠淡黄色，干时淡褐色。果球形，成熟时橘黄色。常生于疏林、林缘、灌丛或草地上。可全草入药，性寒，能凉血止血，而且能化瘀。

明·李时珍《本草纲目》曰：

茜草，十二月生苗，蔓延数尺。方茎中空有筋，外有细刺，数寸一节。每节五叶，叶如乌药叶而糙涩，面青背绿。七八月开花，结实如小椒大，中有细子。

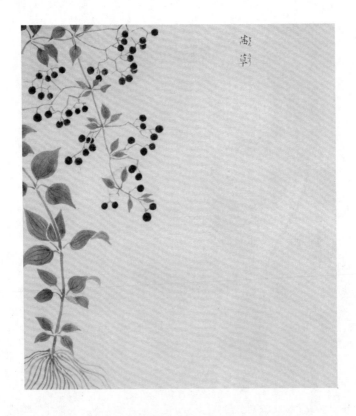

通草

别称寇脱、离南、通脱木、葱草等，常绿灌木或小乔木，高1~3.5米。茎纤细，圆柱形；掌状复叶互生或在短枝上的簇生，伞房花序式的总状花序腋生，花淡紫色，偶有淡绿色或白色；果孪生或单生，长圆形或椭圆形。喜温暖湿润而又有阳光照射的环境，不甚耐寒。茎、根和果实均可入药；果味甜，可食用；种子榨油，可制肥皂。

明·李时珍《本草纲目》曰：

今之木通，有紫、白二色：紫者皮浓味辛；白者皮薄味淡。

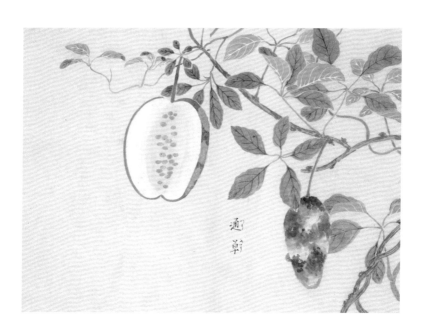

通草

钓藤

也叫钩藤、勾藤，因它的刺弯曲如钓钩而得名。木质藤本。嫩枝较纤细，花近无梗，花冠裂片卵圆形，外面无毛或略有粉状短柔毛。常生于山谷溪边的疏林或灌丛中。它的带钩藤茎为著名中药，能清血平肝，息风定惊，所含钩藤碱有降血压作用。

明·李时珍《本草纲目》曰：

状如葡萄藤而有钩，紫色。古方多用皮，后世多用钩，取其力锐尔。

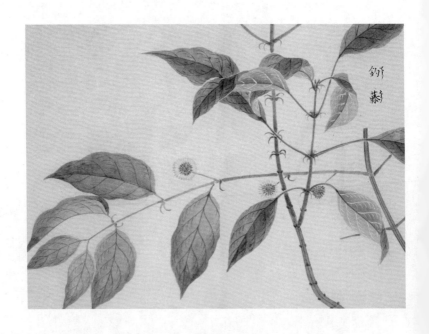

白英

草质藤本，叶子多数为琴形；花冠蓝紫色或白色；浆果球状，成熟时红黑色。喜生于山谷草地或路旁、田边，国内外均有分布。药用历史久远，最早见于《神农本草经》记载，列为上品。全草入药，具有清热利湿、解毒消肿之功效。

明·李时珍《本草纲目》曰：

此俗名排风子是也。正月生苗，白色，可食。秋开小白花。子如龙葵子，熟时紫赤色。

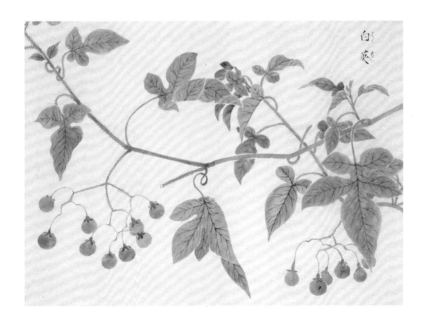

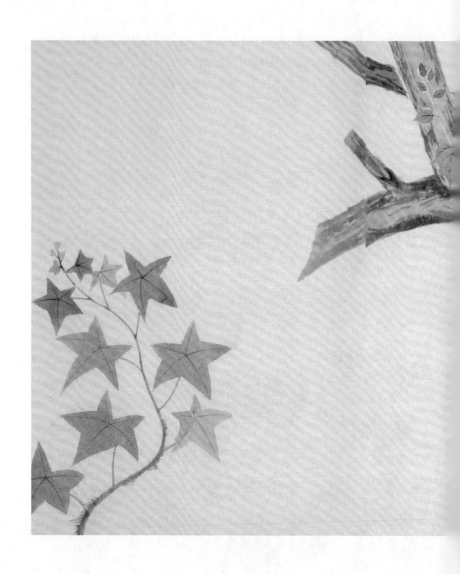

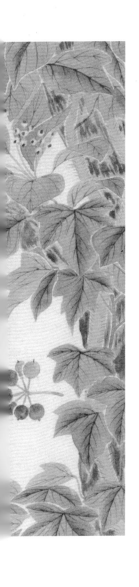

常春藤

又叫土鼓藤、钻天风、散骨风等，多年生常绿攀缘灌木。茎灰棕色或黑棕色，光滑，单叶互生；伞形花序单个顶生，花淡黄白色或淡绿白色；果实圆球形，红色或黄色。可全株入药，有祛风湿、活血消肿的作用。常攀缘于林缘树木、林下路旁、岩石和房屋墙壁上。因叶形美丽，四季常青，常作垂直绿化使用。

唐·陈藏器《本草拾遗》曰：

生林薄间，作蔓绕草木上。其叶头尖。结子正圆，熟时如珠，碧色。

忍冬

因为其凌冬不凋谢而得名，李时珍叫它金银花："其花长瓣垂须，黄白相半，而藤左缠，故有金银、鸳鸯以下诸名。"花冠为白色，有时基部向阳面呈微红，后变黄色。果实圆形，熟时蓝黑色，有光泽。中国大部分地区多有分布，是一种具有悠久历史的常用中药，始载于《名医别录》，列为上品。性甘寒，能清热解毒、消炎退肿。

唐·苏敬 等《唐本草》曰：

藤生，绕覆草木上。茎苗紫赤色，宿蔓有薄皮膜之，其嫩蔓有毛。叶似胡豆，亦上下有毛。花白蕊紫。

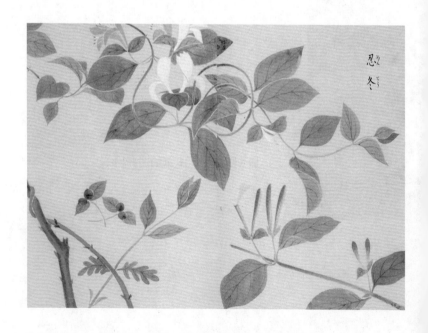

泽泻

又叫如意花，多年生水生或沼生草本，全株有毒，地下块茎毒性较大。叶通常多数；花呈白色、粉红色或浅紫色。生于湖泊、河湾、溪流、水塘的浅水带，沼泽、沟渠及低洼湿地亦有生长。花较大，花期较长，可用于花卉观赏。也可入药，主治肾炎水肿、肠炎泄泻、小便不利等症。

南北朝·陶弘景《本草经集注》曰：

形大而长，尾间必有两歧为好。此物易朽蠹，常须密藏之。丛生浅水中，叶狭而长。

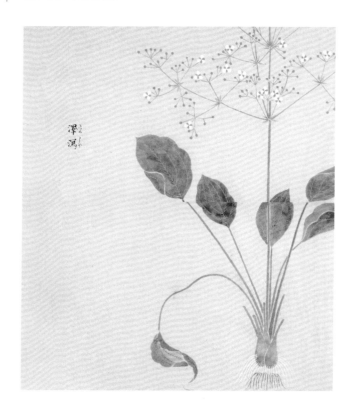

菖蒲

全株有毒，根茎毒性较大。根状茎粗壮，根茎横走，外皮黄褐色，有芳香；花黄绿色；浆果是长圆形、红色。生于海拔2600米以下的水边、沼泽湿地或湖泊浮岛上。菖蒲可以提取芳香油，是中国传统文化中可防疫驱邪的灵草，端午节有把菖蒲叶和艾叶捆在一起插于檐下的习俗；根茎可制香味料。

明·李时珍《本草纲目》曰：

菖蒲凡五种：生于池泽，蒲叶肥，根高二三尺者，泥菖蒲，白菖也；生于溪涧，蒲叶瘦，根高二三尺者，水菖蒲，溪荪也；生于水石之间，叶有剑脊，瘦根密节，高尺余者，石菖蒲也；人家以砂栽之一年，至春剪洗，愈剪愈细，高四五寸，叶如韭，根如匙柄粗者，亦石菖蒲也；甚则根长二三分，叶长寸许，谓之钱蒲是矣。服食入药须用二种石菖蒲，余皆不堪。此草新旧相代，四时常青。

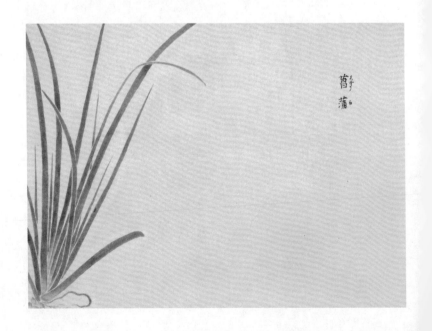

菖蒲

海藻

包括数种不同类以光合作用产生能量的生物，通常固着于海底或某种固体结构上，是基础细胞所构成的单株或一长串的简单植物。李时珍认为，海藻能消瘿瘤、除浮肿、脚气、留饮和痰气之湿热，使邪气自小便出。

南北朝·陶弘景《本草经集注》曰：

生海岛上，黑色如乱发而大少许，叶大都似藻叶。

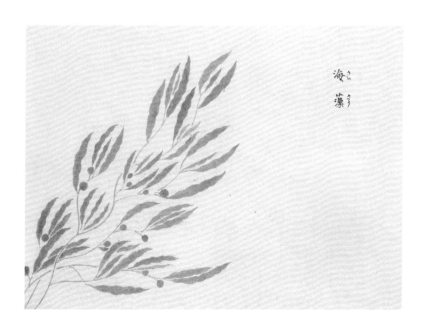

昆布

亦称黑菜、鹅掌菜等，是一种具有很高药用价值的海藻。柄部圆柱状，近叶片部渐扁平。生长于温带海洋中，主要分布在我国东海福建省平潭、莆田一带。气腥，味咸。归肝、胃、肾经。有软坚散结、消痰、利水之功能。

唐·陈藏器《本草拾遗》曰：

昆布生南海，叶如手，大似薄苇，紫赤色。其细叶者，海藻也。

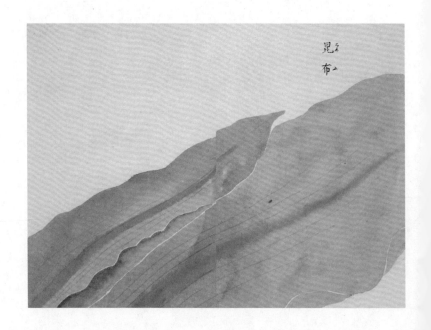

卷柏

土生或石生，复苏植物，呈垫状。主茎自中部开始羽状分枝，叶全部交互排列。多生于向阳的山坡岩石上，或干旱的岩石缝中。既可观赏，又可药用，全草有止血、收敛的效能。民间将它全株烧成灰，内服可治疗各种出血症，和菜油拌起来外用，可治疗各种伤口。因其耐旱力极强，在长期干旱后只要根系在水中浸泡后就又可舒展，所以还有一个名字叫"九死还魂草"。

宋·苏颂《图经本草》曰：

宿根紫色多须。春生苗，似柏叶而细，拳挛如鸡足，高三五寸。无花、子，多生石上。

卷
柏

马勃

俗称牛屎菇、马蹄包、药包子等，腐寄生真菌。嫩时颜色白，圆球形如蘑菇，体型较大，鲜美可食用，嫩如豆腐。老了则灰褐色而虚软，外部有略有韧性的表皮，顶部出现小孔，弹之有粉尘飞出，内部如海绵，黄褐色。入药可用作局部止血药，兼治咽喉痛、失音等。

宋·寇宗奭《本草衍义》曰：

生湿地及腐木上，夏秋采之。有大如斗者，小亦如升杓。

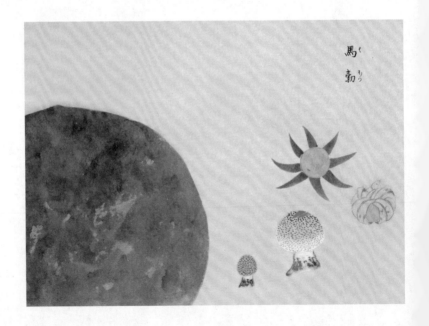

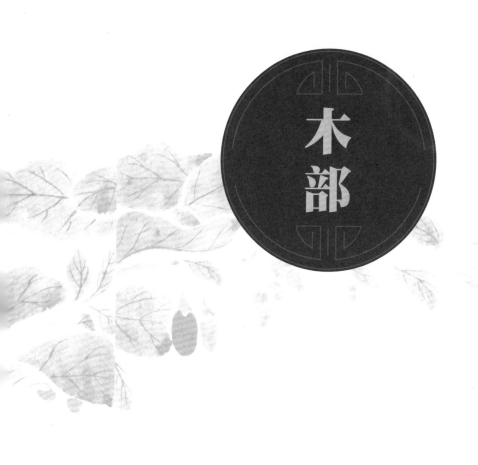

木部

柏

对柏类植物的统称，包含侧柏、圆柏、扁柏、花柏等多个属，常绿乔木。分枝稠密，小枝细弱众多，枝叶浓密。树皮红褐色，纵裂。小枝扁平。叶鳞片状，小形。果实为球果。木材质地坚硬，可用来做建筑材料等。

明·李时珍《本草纲目》曰：

其树耸直，其皮薄，其肌腻。其花细琐，其实成丛，状如小铃，霜后四裂，中有数子，大如麦粒，芬香可爱。

香

木

松

松属植物统称，一般为常绿乔木。扁平线形或针形的叶子，螺旋状互生，或在短枝上成簇生状。可以在很干燥的环境下生存，与梅、竹并称为"岁寒三友"。在汉语中，其中不少种类被称作"杉"。

宋·苏颂《图经本草》曰：

松处处有之。其叶有两鬣、五鬣、七鬣。岁久则实繁。中原虽有，不及塞上者佳好也。松脂以通明如熏陆香颗者为胜。

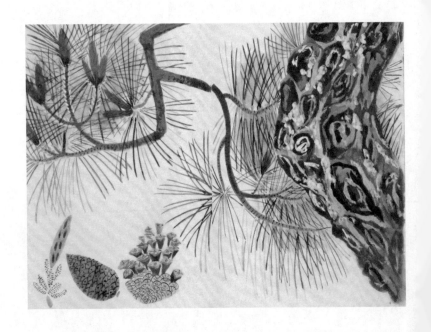

辛夷

又名木兰、紫玉兰，为中国特有植物，分布在中国云南、福建、湖北、四川等地，一般生长在山坡林缘。喜光，不耐阴。花朵艳丽怡人，芳香淡雅，孤植或丛植都很美观。入药可治疗风寒感冒、鼻塞。

五代·韩保升 等《蜀本草》曰：

其树大连合抱，高数仞。叶似柿叶而狭长。正月、二月花，似有毛小桃，色白而带紫。花落而无子。夏杪复着花，如小笔。

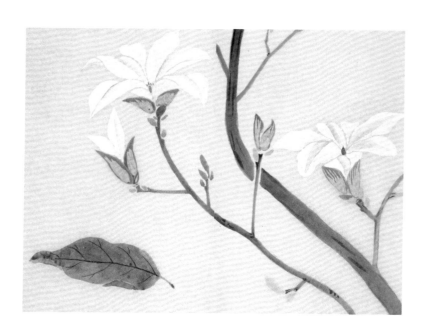

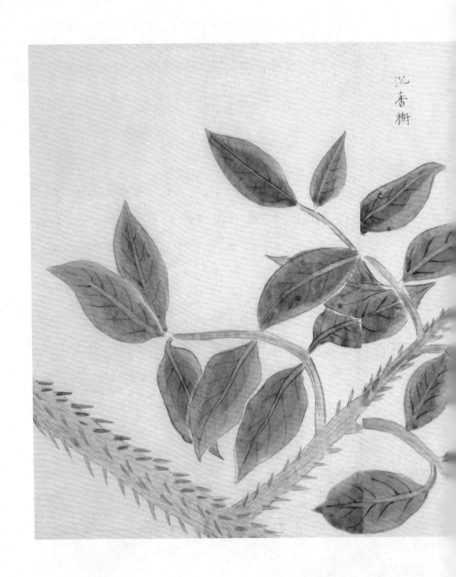

沈香樹

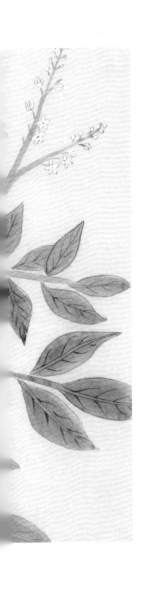

沉香

又称蜜香、沉水香，常绿乔木，高5～15米，树皮暗灰色，纤维坚韧；小枝圆柱形，无毛或近无毛。喜生于低海拔的山地、丘陵以及路边阳处疏林中。老茎受伤后所积得的树脂，俗称沉香，可作香料原料，并为治胃病特效药。

宋·寇宗奭《本草衍义》曰：

交干连枝，冈岭相接，千里不绝。叶如冬青，大者数抱，木性虚柔。山民以构茅庐，或为桥梁，为饭甑，为狗槽，有香者百无一二。

龙脑香

又名天然冰片、冰片等。高大乔木，高可达40～70米。常有星状毛或盾状的鳞秕；木质部有树脂。单叶，革质，互生，全缘或具波状圆齿。龙脑香的树脂和挥发油中含有多种萜类成分。中医用于治疗目赤肿痛，喉痹口疮、疮疡肿痛，溃后不敛、心绞痛等。

唐·苏敬 等《唐本草》曰：

树形似杉木。脑形似白松脂，作杉木气，明净者善。久经风日或如雀屎者不佳。

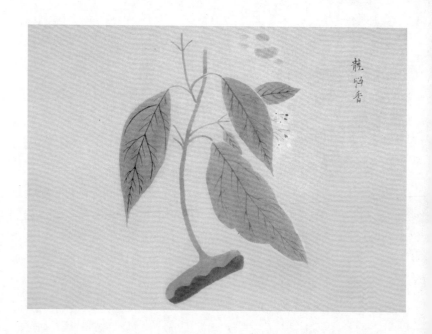

芦荟

别名奴荟、象胆，多年生常绿草本植物。叶簇生、大而肥厚，叶边缘有尖齿状刺。总状花序，花色淡黄，而有红斑。原产于地中海、非洲。集食用、药用、美容、观赏于一身，芦荟胶对蚊叮有一定的止痒作用，中医认为其有泻火、解毒、化瘀、杀虫的功效。

宋·苏颂《图经本草》曰：

今惟广州有来者。其木生山野中，滴脂泪而成。采之不拘时月。

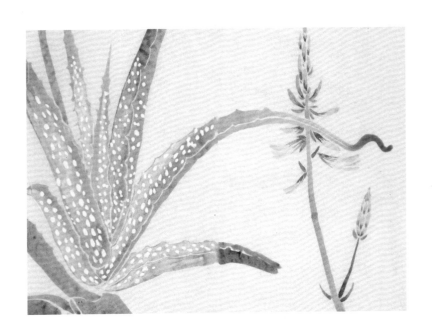

厚朴

别名紫朴、紫油朴等，落叶乔木。树皮紫褐色，叶大，长圆状倒卵形；花白色。生于海拔300～1500米的山地林间，常混生于落叶阔叶林内。根皮、枝皮入药，对食积气滞、腹胀便秘、湿阻中焦等疾病有治疗作用。子可榨油，可制肥皂，木材供建筑等用，也是绿化观赏树种。

明·李时珍《本草纲目》曰：

朴树肤白肉紫，叶如槲叶。五、六月开细花，结实如冬青子，生青熟赤，有核。七八月采之，味甘美。

乔
木

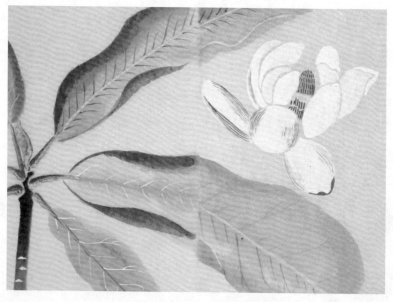

杜仲

又名胶木、扯丝皮、木绵等，落叶乔木。树皮灰褐色，叶椭圆形、卵形或矩圆形，种子扁平、线形。现各地广泛栽种，多生长于海拔300～500米的低山，谷地或低坡的疏林里。树皮药用，能降血压、医腰膝痛、风湿等。树皮分泌的硬橡胶供工业原料及绝缘材料所用。

宋·苏颂《图经本草》曰：

今出商州、成州、峡州近处大山中，叶亦类柘，其皮折之白丝相连。

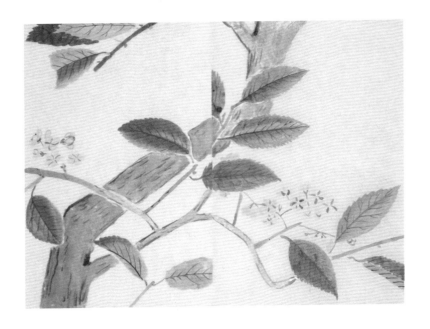

槐

又名国槐，落叶乔木。树型高大，羽状复叶，花为淡黄色，可烹调食用，也可作中药或染料。荚果俗称"槐米"，是一种中药。花和荚果入药，有清凉收敛、止血降压作用；叶和根皮有清热解毒作用，可治疗疮毒；木材供建筑用。

明·李时珍《本草纲目》曰：

其木材坚重，有青黄白黑色。其花未开时，状如米粒，炒过煎水染黄甚鲜。其实作荚连珠，中有黑子，以子连多为好。

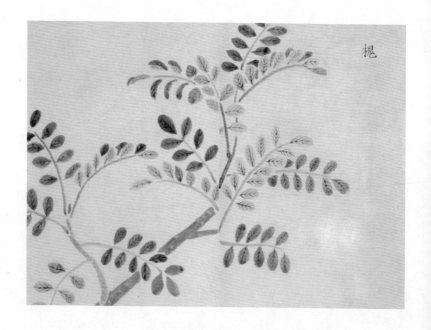

槐

秦皮

又名岑皮、梣皮等，是落叶乔木白蜡树的树皮。枝皮呈卷筒状或槽状，外表面灰白色、灰棕色至黑棕色或相间呈斑状。常生于山坡、河岸、路旁，山地杂木林中。枝皮入药用于热毒泻痢、赤白带下、目赤肿痛、目生翳障。

唐·苏敬 等《唐本草》曰：

此树似檀，叶细，皮有白点而不粗错，取皮渍水便碧色，书纸看之皆青色者，是真。

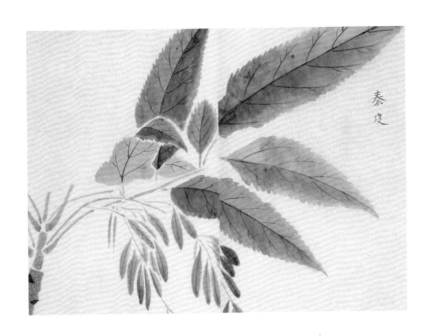

秦皮

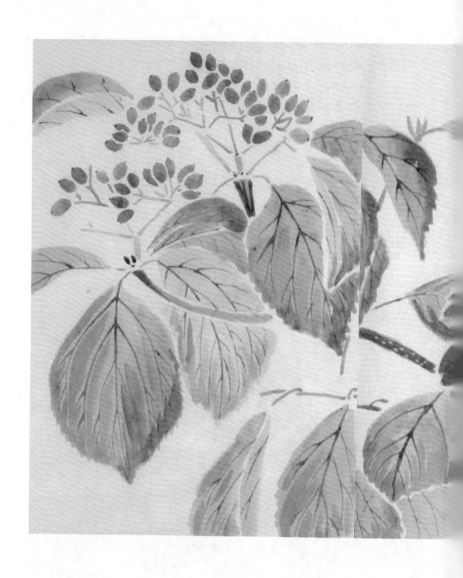

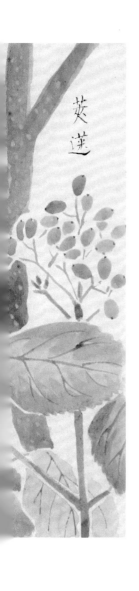

荚

即荚蒾，落叶灌木，高可达3米。叶纸质，倒卵形；花冠白色，辐状；果实红色。多生于山坡或山谷疏林下，林缘及山脚灌丛中，海拔100～1000米。韧皮纤维可制绳和人造棉；种子可制肥皂和润滑油。果可食，亦可酿酒。

唐·苏敬 等《唐本草》曰：

荚，叶似木槿及榆，作小树，其子如溲疏，两两相并，四四相对，而色赤味甘。

合欢

又名绒花树、马缨花等。落叶乔木，夏季开花，合瓣花冠，雄蕊多条，淡红色。喜光，耐干燥瘠薄。木材红褐色，纹理直，结构细，干燥时易裂，可制家具、枕木等。树皮可提制栲胶。合欢花可入药，有解郁安神之功效。

宋·寇宗奭《本草衍义》曰：

合欢花，其色如今之醮晕线，上半白，下半肉红，散垂如丝，为花之异。其绿叶至夜则合也。嫩时炸熟水淘，亦可食。

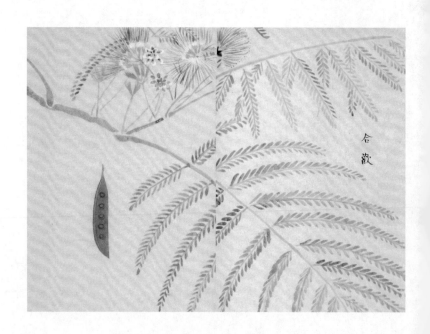

皂荚

又名皂荚树、皂角等,落叶乔木。枝灰色至深褐色;刺粗壮,圆柱形。花杂性,黄白色;荚果带状,果肉稍厚。木材坚硬,为车辆、家具用材;荚果煎汁可代肥皂;荚、子、刺均入药,有祛痰通窍、镇咳利尿、消肿排脓、杀虫治癣之效。

唐·苏敬 等《唐本草》曰:

此物有三种:猪牙皂荚最下,其形曲戾薄恶,全无滋润,洗垢不去;其尺二者,粗大长虚而无润;若长六七寸,圆浓节促直者,皮薄多肉,味浓大好。

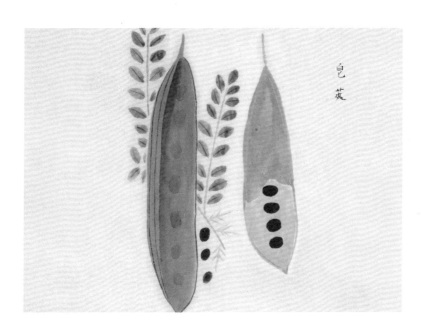

肥皂荚

别名肉皂荚、四月红、油皂等，是一种落叶乔木。树皮灰褐色且有白色皮孔；花杂性，白色或带紫色。荚果长圆形；种子近球形而稍扁，黑色，平滑无毛。果含有胰皂素，可洗涤丝绸，亦可入药。种子油可作油漆等工业用油。

明·李时珍《本草纲目》曰：

肥皂荚生高山中。其树高硕，叶如檀及皂荚叶。五六月开白花，结荚长三四寸，状如云实之荚，而肥浓多肉。

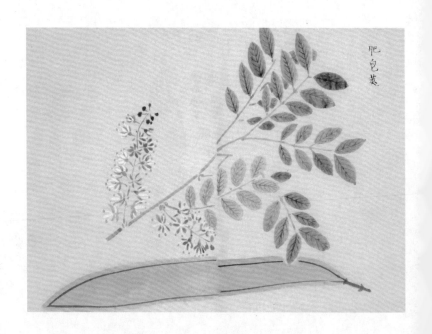

无患子

别名木患子、油患子、黄目树等，落叶乔木。枝开展，叶互生；核果球形，熟时黄色或棕黄色。果皮含有皂素，可代肥皂；根、嫩枝叶、种子有小毒，可用于治疗白喉、咽喉肿痛、咳嗽等。

明·李时珍《本草纲目》曰：

生高山中。树甚高硕，枝叶皆如椿，特其叶对生。五六月开白花。结实大如弹丸，状如银杏及苦楝子，生青熟黄，老则纹皱。

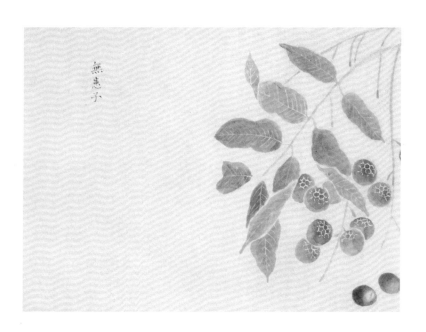

诃（hē）黎勒

即诃子、随风子，生于海拔800～1000米的疏林中。树皮灰黑色至灰色，叶互生或近对生，核果坚硬，卵形或椭圆形，成熟时变黑褐色，通常有五条钝棱。以干燥果实入药，有涩肠止泻、敛肺止咳、降火利咽之功效。

宋·苏颂《图经本草》曰：

树似木患子，花白。子形似栀子、橄榄，青黄色，皮肉相着。七月、八月实熟时采，六路者佳。

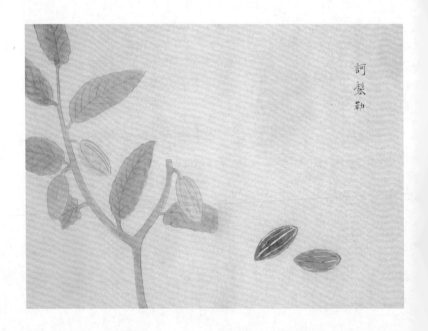

柳

高大乔木，高度可达18米；树冠倒广卵形。小枝细长，枝条非常柔软，细枝下垂，长度有1.5～3米长。种类很多，常见的有垂柳、旱柳、杞柳等。世界各地分布极广。在我国古代素有"榆树救荒，柳树祛病"之说。

宋·苏颂《图经本草》曰：

今处处有之，俗所谓杨柳者也。

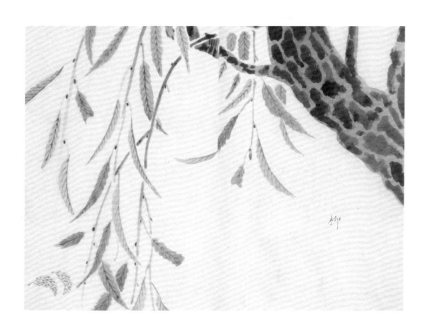

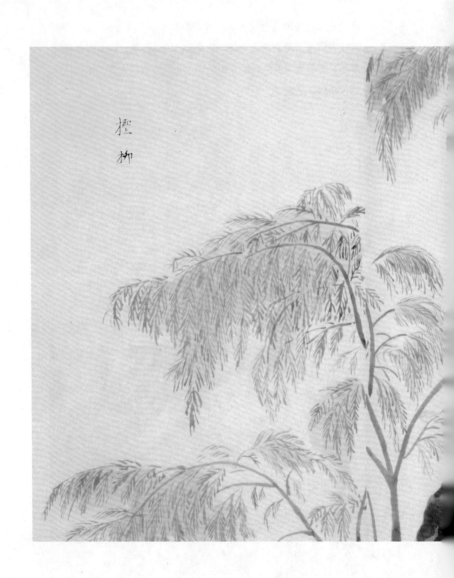

柽
柳

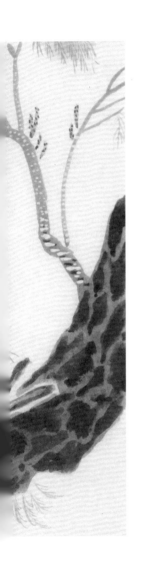

柽柳

别名垂丝柳、西河柳、红柳等，落叶乔木。枝条纤弱下垂，老枝红色，叶子像鳞片，花淡红色，结蒴果。喜生于河流冲积平原，海滨、滩头、潮湿盐碱地和沙荒地。柽柳的嫩枝叶是中药材，可用于痘疹透发不畅或感冒等。此外，柽柳枝条细柔，姿态婆娑，开花如红蓼，颇为美观。常被栽种为庭园观赏植栽。

明·李时珍《本草纲目》曰：

柽柳小干弱枝，插之易生。赤皮，细叶如丝，婀娜可爱。一年三次作花，花穗长三四寸，水红色如蓼花色。

水杨

又名青杨、蒲柳，乔木。树冠阔卵形，枝圆柱形，蒴果卵圆形。
多生于海拔800～3000米的沟谷、河岸和阴坡山麓。木材纹理直，
结构细，质轻柔，加工易，可做家具、箱板及建筑用材。树皮、
树根和枝叶可入药，有祛风、散瘀功效。

唐·苏敬 等《唐本草》曰：

水杨叶圆阔而尖，枝条短硬，与柳全别。柳叶狭长，枝条长软。

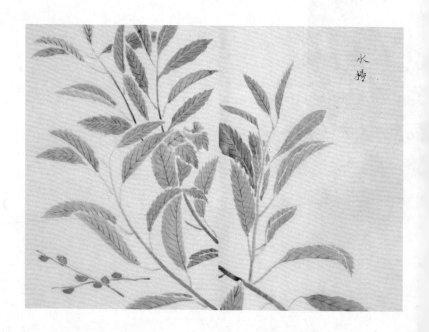

白杨

落叶乔木，原产北半球，分布于较北较高处，以叶在微风中摇摆、树干非常直而闻名。因分蘗快，多生长成林，罕见单株者，甚有益于自然景观。树皮灰绿平滑，分枝自然；绿叶茂密，转为鲜黄；雌雄异株，春天葇荑花序先叶开放。

明·李时珍《本草纲目》曰：

白杨木高硕。叶圆似梨而肥大有尖，面青而光，背甚白色，有锯齿。木肌细白，性坚直，用为梁栏，终不挠曲。

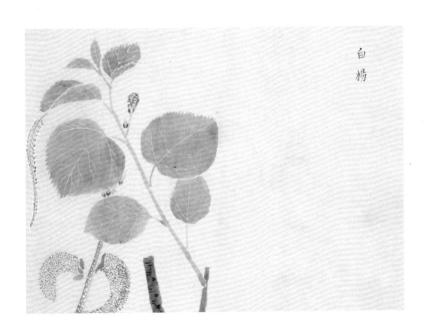

白杨

榆

落叶乔木，叶椭圆状卵形或椭圆状披针形，花先叶开放。枝皮
纤维可代麻制绳、麻袋或作人造棉和造纸原料；树皮可制淀粉；
果实、树皮和叶入药能安神，治神经衰弱、失眠。

南北朝·陶弘景《本草经集注》曰：

此即今之榆树，取皮刮去上赤皮，亦可临时用之，性至滑利。初
生荚仁，以作糜羹，令人多睡，嵇康所谓"榆令人瞑"也。

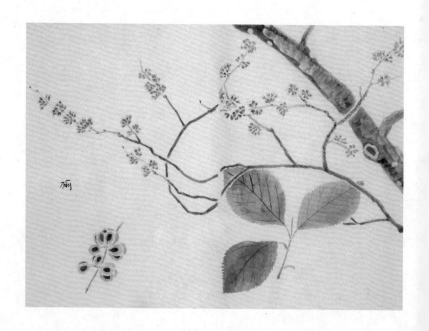

巴豆

别名双眼龙、猛子树等，常绿乔木，高6～10米。枝条无毛，叶卵形，总状花序，蒴果椭圆。生于村旁或山地疏林中。其根、叶、果实供药用。有助于治寒结便秘、腹水肿胀等，有小毒，须慎用。

明·李时珍《本草纲目》曰：

巴豆房似大风子壳而脆薄，子及仁皆似海松子。所云似白豆蔻者，殊不类。

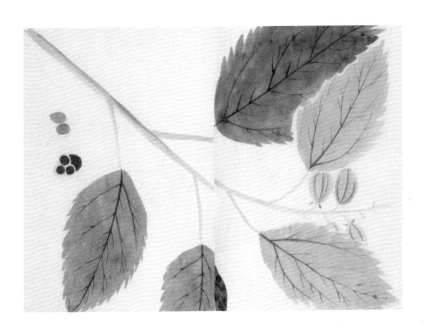

大风子

别名大枫子、麻风子等，常绿乔木。树干直立，枝伸长。花瓣黄绿色，浆果球形。成熟种子入药，具有祛风燥湿，攻毒杀虫之功效。分布于我国台湾、海南及云南等地。多生于山地疏林的半阴处及石灰岩山地林中。

明·李时珍《本草纲目》曰：

按：周达观《真腊记》云：大风乃大树之子，状如椰子而圆。其中有核数十枚，大如雷丸子。中有仁白色，久则黄而油，不堪入药。

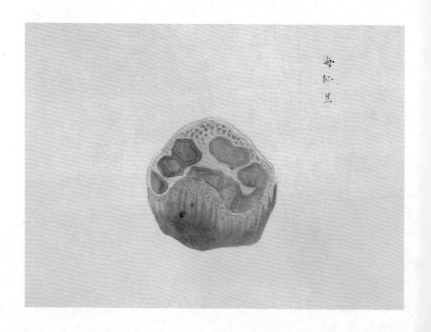

相思子

别称红豆、相思豆，藤本植物。茎细弱，多分枝，羽状复叶。种子椭圆形，上部约三分之二为鲜红色，下部三分之一为黑色。多生于丘陵地带或山间、路旁灌木丛中。其叶、根、种子均有毒。

明·李时珍《本草纲目》曰：

相思子生岭南。树高丈余，白色。其叶似槐，其花似皂荚，其荚似扁豆。其子大如小豆，半截红色，半截黑色，彼人以嵌首饰。

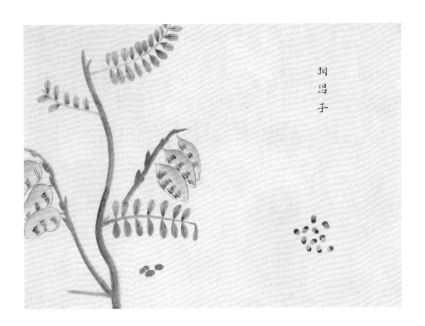

相思子

桑

落叶乔木或灌木。树体富含乳浆，树皮黄褐色；聚花果卵黑紫色或白色。叶为桑蚕饲料；木材可制器具，枝条可编箩筐，桑皮可作造纸原料，桑椹可供食用、酿酒，叶、果和根皮可入药。

宋·苏颂《图经本草》曰：

灌

木

俗间呼桑之小而条长者，皆为女桑。其山桑似桑，材中弓弩；檿桑，丝中琴瑟，皆材之美者也，他木鲜及之。

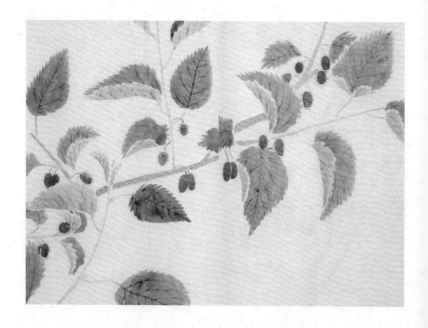

楮

也叫构树，落叶乔木。小枝斜上，叶卵形至斜卵形，似桑叶。花雌雄同株，聚花果球形，瘦果扁球形。产台湾及华中、华南、西南各省区。多生于中海拔以下，低山地区山坡林缘、沟边、住宅近旁。韧皮纤维可以造纸。树枝、茎、叶和果实均可入药。

明·李时珍《本草纲目》曰：

雄者皮斑而叶无丫叉，三月开花成长穗，如柳花状，不结实，歉年人采花食之。雌者皮白而叶有丫叉，亦开碎花，结实如杨梅，半熟时水澡去子，蜜煎作果食。

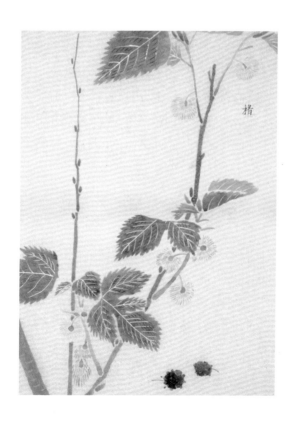

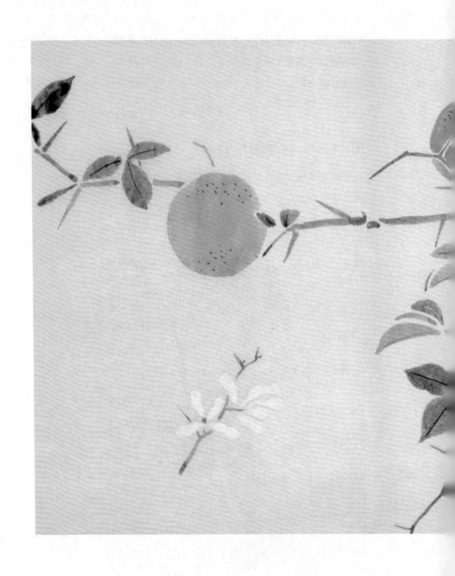

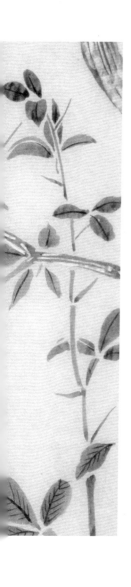

枸橘

小乔木，树冠伞形或圆头形。枝有刺，花通常为白色。果近圆球形或梨形，汁胞有短柄，果肉甚酸且苦，带涩味。中国各地均有栽培。果可供药用，能破气消积；叶、花及果皮可提芳香油。亦可作为观赏性树木。

明·李时珍《本草纲目》曰：

树、叶并与橘同，但干多刺。三月开白花，青蕊不香。结实大如弹丸，形如枳实而壳薄，不香。

栀子

又名黄栀子、山栀等，灌木。枝圆柱形，灰色。叶对生，花芳香，
花冠白色或乳黄色。产于河南、江苏、湖南、广东、四川等地。
果实是传统中药，具有护肝、利胆、降压、镇静、止血、消肿
等作用。在秦汉以前是应用最广黄色染料源。

明·李时珍《本草纲目》曰：

栀子，叶如兔耳，浓而深绿，春荣秋瘁。入夏开花，大如酒杯，
白瓣黄实，薄皮细子有须，霜后收之。

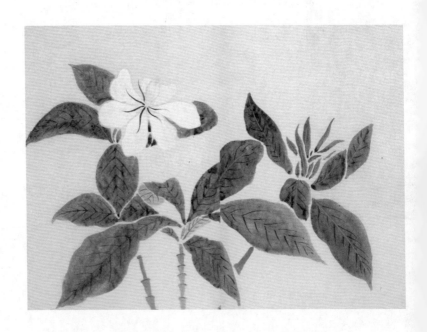

酸枣

即山枣，是枣的变种，又名棘子、野枣等，多为野生。叶小而密生，果小，多圆或椭圆形、果皮厚、光滑、紫红或紫褐色，味大多很酸，种仁饱满可作中药。其适应性较普通枣强、花期很长，可为蜜源植物。

南北朝·陶弘景《本草经集注》曰：

今出东山间，云即山枣树。子似武昌枣而味极酸，东人噉之以醒睡，与经文疗不得眠正相反。

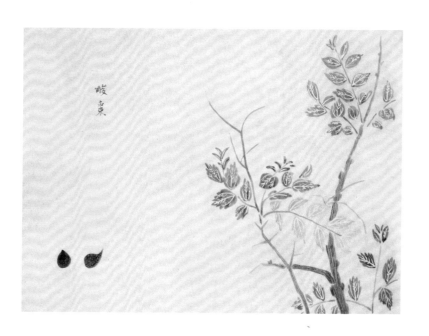

山茱萸

又名肉枣、鸡足，落叶乔木或灌木。树皮灰褐色，叶对生。花瓣黄色，向外反卷；核果长椭圆形，红色至紫红色。生于海拔400～1500米。果实称"萸肉"，俗名枣皮，供药用，味酸涩，性微温，有补肝肾止汗的功效。

南北朝·陶弘景《本草经集注》曰：

出近道诸山中大树。子初熟未干，赤色，如胡颓子，亦可啖；既干，皮甚薄，当合核用也。

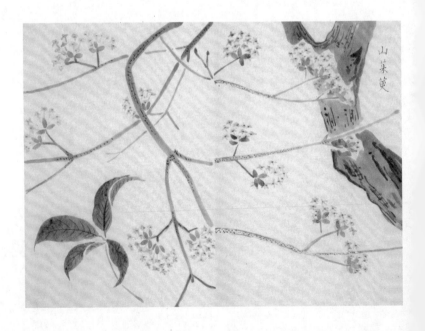

金樱子

常绿攀缘灌木，高可达5米；小枝粗壮，小叶革质。花瓣白色；果梨形、倒卵形，稀近球形，紫褐色。根皮含鞣质可制栲胶，果实可熬糖及酿酒。根、叶、果均入药。

明·李时珍《本草纲目》曰：

山林间甚多。花最白腻。其实大如指头，状如石榴而长。其核细碎而有白毛，如营实之核而味甚涩。

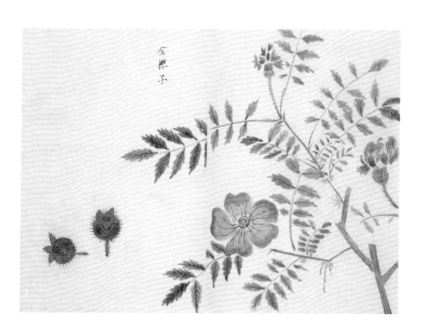

郁李

别名爵梅、秧李，灌木。小枝灰褐色，叶片卵形或卵状披针形，花瓣白色或粉红色，核果近球形，深红色。生于山坡林下、灌丛中或栽培。种仁入药，名郁李仁，有显著降压作用。

宋·苏颂《图经本草》曰：

今汴洛人家园圃植一种，枝茎作长条，花极繁密而多叶者，亦谓之郁李，不堪入药。

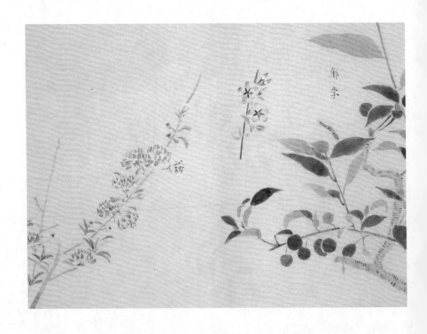

女贞

又名将军树，常绿灌木或乔木。果肾形或近肾形，成熟时呈红黑色。广泛分布于长江流域及以南地区。叶可蒸馏提取冬青油，用于甜食和牙膏等的添加剂。成熟果实晒干为中药女贞子，性凉，味甘苦、可明目、乌发、补肝肾。

南北朝·陶弘景《本草经集注》曰：

诸处时有。叶茂盛，凌冬不凋，皮青肉白，与秦皮为表里。其树以冬生可爱，仙方亦服食之。俗方不复用，人无识者。

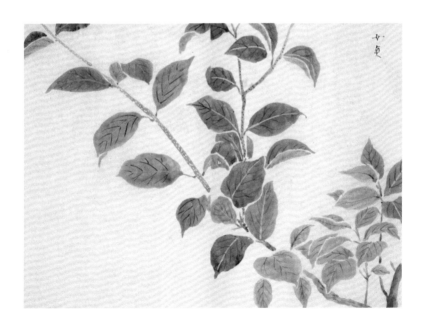

冬青

别称冻青，常绿乔木。树皮灰色或淡灰色，花瓣紫红色或淡紫色。果实椭圆形或近球形，成熟时深红色。种子及树皮可供药用，为强壮剂；叶有清热解毒作用，可治气管炎和烧烫伤；树皮可提取栲胶；木材坚硬，可作细工材料。

明·李时珍《本草纲目》曰：

冻青亦女贞别种也，山中时有之。但以叶微团而子赤者为冻青，叶长而子黑者为女贞。

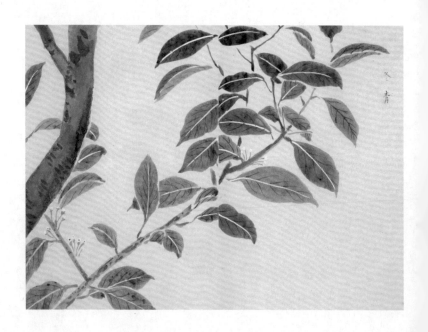

枸骨

又名猫儿刺、老虎刺等，为常绿灌木或小乔木。叶先端具3枚尖硬刺齿，中央刺齿常反曲，四季常青。入秋后红果满枝，经冬不凋，艳丽可爱，是优良的观叶、观果树种。在欧美国家常用于圣诞节的装饰，故也称"圣诞树"。

唐·陈藏器《本草拾遗》曰：

其状如栌，木理白滑，可为函板。有木虻在叶中，卷之如子，羽化为虻。

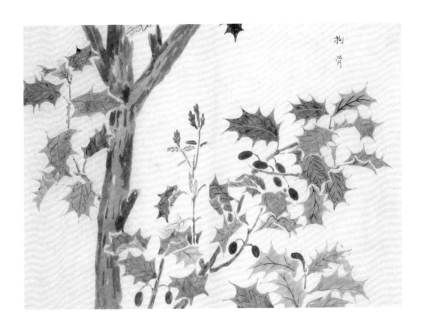

枸
骨

五加

又名五叶路刺、白刺尖等，灌木。节上通常疏生反曲扁刺。花黄绿色，果实扁球形。根皮供药用，中药称"五加皮"，作祛风化湿药；又作强壮药，据称能强筋骨。嫩叶可作蔬菜，树皮含芳香油。亦可作观赏树种植。

明·汪机《本草会编》曰：

生南地者类草，故小；生北地者类木，故大。

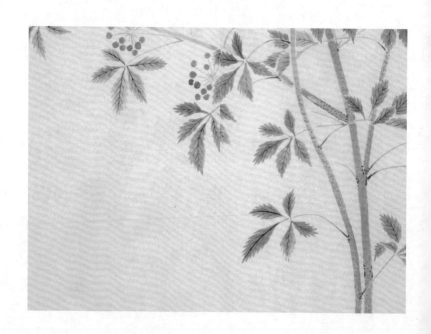

枸杞

多分枝灌木，枝条细弱、淡灰色。花冠淡紫色，浆果红色。根皮称地骨皮，有解热止咳之效用；嫩叶可作蔬菜；种子油可制润滑油或食用油；由于它耐干旱，可生长在沙地，因此可作为水土保持的灌木。

宋·苏颂《图经本草》曰：

其茎干高三五尺，作丛。六月、七月生小红紫花。随便结红实，形微长如枣核。其根名地骨。

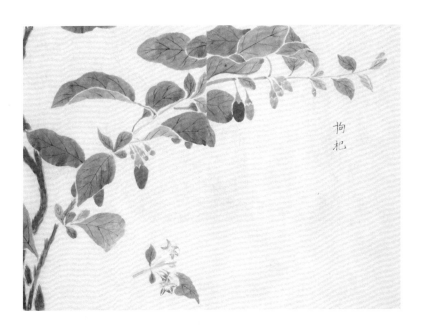

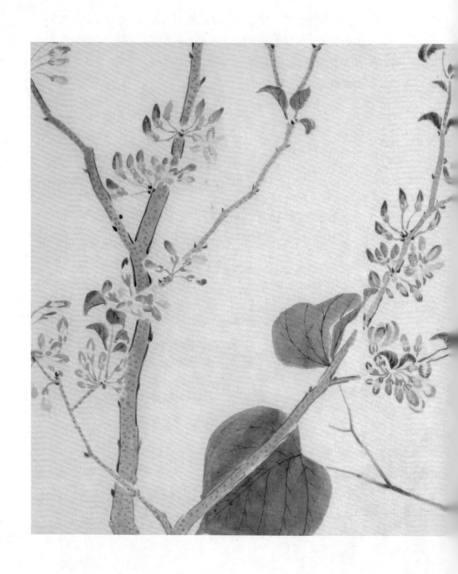

紫荆

丛生或单生灌木，叶近圆形或三角状圆形，花紫红色或粉红色。荚果扁狭长形，绿色；种子黑褐色，光亮。原产于中国。皮、果、木、花皆可入药，其种子有毒。在我国传统文化中也是家庭和美、骨肉情深的象征。

明·李时珍《本草纲目》曰：

高树柔条，其花甚繁，岁二三次。其皮入药，以川中浓而紫色、味苦如胆者为胜。

牡荆

别称荆条，落叶灌木或小乔木。小枝四棱形，叶对生，花冠淡紫色，果实黑色。生于山坡路边灌丛中。入药能除骨间寒热，通利胃气，止咳逆。

南北朝·陶弘景《本草经集注》曰：

牡荆乃出北方，如乌豆大，正圆黑。

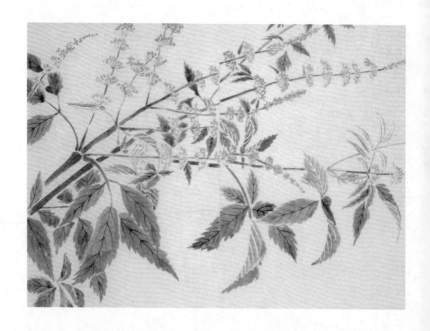

蜡梅

落叶灌木，幼枝四方形，老枝近圆柱形，叶纸质至近革质，花芳香。根、叶可药用，理气止痛、散寒解毒，治跌打、腰痛、风湿麻木、风寒感冒，刀伤出血；花解暑生津，治心烦口渴、气郁胸闷；花蕾油治烫伤。

明·李时珍《本草纲目》曰：

种凡三种：以子种出不经接者，腊月开小花而香淡，名狗蝇梅；经接而花疏，开时含口者，名磬口梅；花密而香浓，色深黄如紫檀者，名檀香梅，最佳。

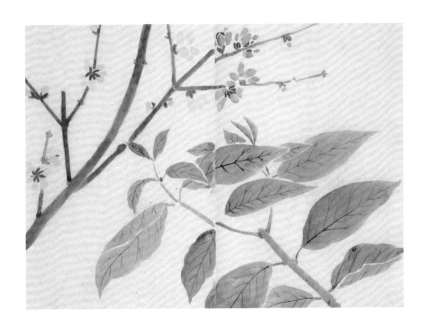

伏牛花

别名虎刺，具肉质链珠状根。核果红色，近球形。产西藏、云南等省区。生于山地和丘陵的疏、密林下和石岩灌丛中。常被引种作庭园观赏，其根肉质，药用有祛风利湿、活血止痛之功效。

宋·苏颂《图经本草》曰：

又睦州所生虎刺，云凌冬不凋，彼人无时采根、叶，治风肿疾。

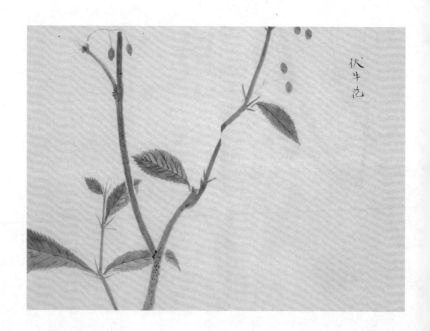

伏牛花

琥珀

是距今4500～9900万年前的松柏科、豆科等植物的树脂滴落，掩埋在地下千万年，石化形成，有的内部包有蜜蜂等小昆虫，奇丽异常，故又被称为"松脂化石"。传统中医认为其有镇静、利尿、活血的功效。

明·李时珍《本草纲目》曰：

色黄而明莹者名蜡珀，色若松香红而且黄者名明珀，有香者名香珀，出高丽、倭国者色深红。有蜂、蚁、松枝者尤好。

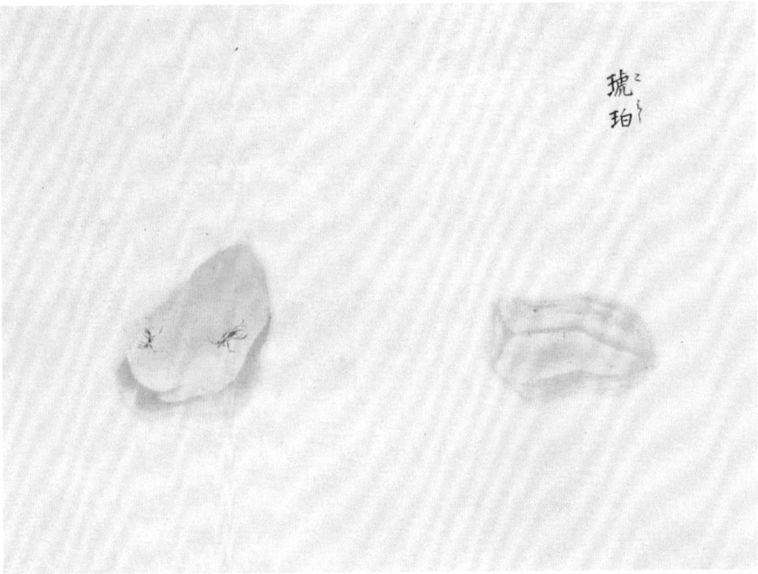

寓

木

琥珀

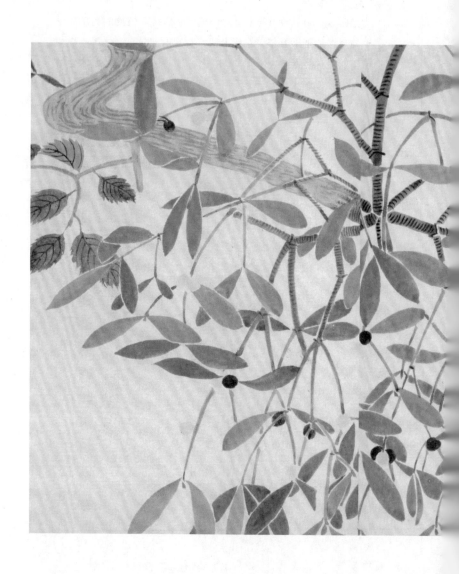

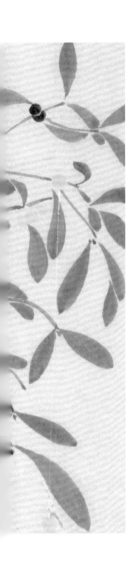

桑上寄生

即桑寄生，寄生于树上的菌。有银耳、金耳、木耳、毛木耳、皱木耳。中医认为其具有凉血止血、活血散结之功效。常用于尿血、便血、痔血、喉痹、症瘕积聚等。

明·李时珍《本草纲目》曰：

寄生，高者二三尺。其叶圆而微尖，浓而柔，面青而光泽，背淡紫而有茸。

猪苓

药用真菌。子实体大或很大，肉质、有柄、多分枝、末端生圆形白色至浅褐色菌盖；菌肉白色，孔面白色，干后草黄色。子实体幼嫩时可食用，味道十分鲜美。其地下菌核黑色、形状多样，是著名中药，有利尿治水肿之功效。

明·李时珍《本草纲目》曰：

猪苓亦是木之余气所结，如松之余气结茯苓之义。他木皆有，枫木为多耳。

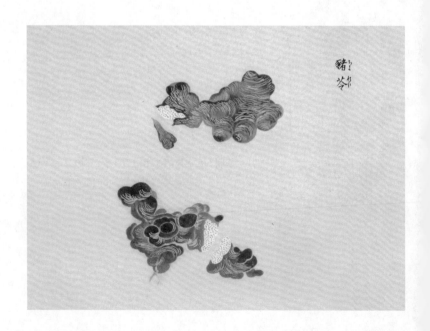

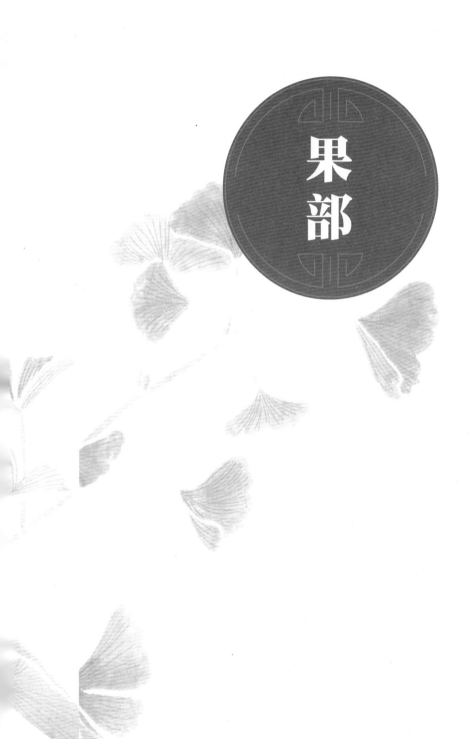

果部

李

即李子，别名嘉庆子、布霖等。落叶乔木，高9~12米；树冠广圆形，树皮灰褐色，起伏不平；花瓣白色，带紫色脉纹。核果球形、卵球形或近圆锥形，黄色或红色，有时为绿色或紫色。生于山坡灌丛中、山谷疏林中或水边、沟底、路旁等处。为重要温带果树之一。李子味酸，可入药，亦有美容养颜的功效。

宋·刘翰 等《开宝新详定本草》曰：

李有绿李、黄李、紫李、牛李、水李，并甘美堪食，核不中用。有野李，味苦，核仁入药。

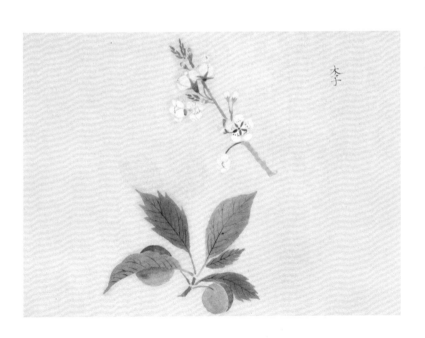

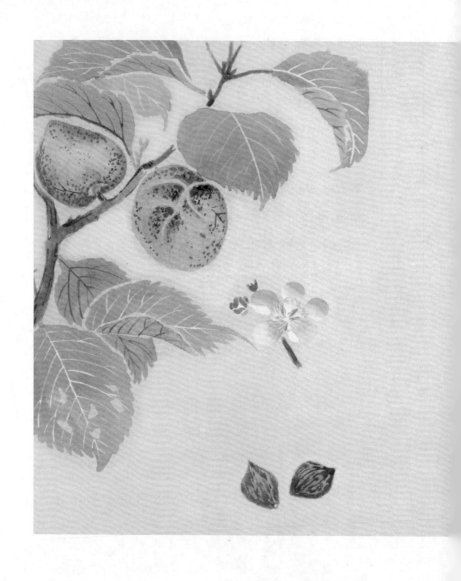

杏

落叶乔木，树冠圆形、扁圆形或长圆形；树皮灰褐色，纵裂；花瓣圆形至倒卵形，白色或带红色。果实球形，白色、黄色至黄红色，常具红晕；果肉多汁，成熟时不开裂。产全国各地。种仁（杏仁）入药，有止咳祛痰、定喘润肠之效。杏木可做家俱，树枝可作燃料，杏叶可作饲料。

明·李时珍《本草纲目》曰：

诸杏，叶皆圆而有尖，二月开红花，亦有千叶者，不结实。甘而有沙者为沙杏，黄而带酢者为梅杏，青而带黄者为柰杏。其金杏大如梨，黄如橘。

梅

即梅子，亦称青梅、酸梅等。树皮浅灰色或带绿色，平滑；小枝绿色，光滑无毛。花香味浓，先于叶开放；花瓣倒卵形，白色至粉红色。果实近球形，黄色或绿白色，味酸；果肉与核粘贴。花、叶、根和种仁均可入药；果实可食，盐渍或干制。

明·李时珍《本草纲目》曰：

树、叶皆略似杏，叶有长尖，先众木而花。其实酢，曝干为脯，入羹齑中，又含之可以香口。子赤者材坚，子白者材脆。

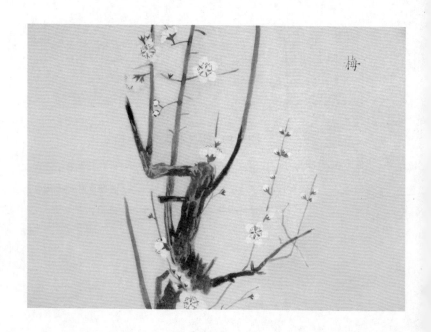

桃

落叶乔木，树冠宽广而平展。花单生，先于叶开放；花瓣粉红色，罕为白色。果实形状和大小均有变异，卵形、宽椭圆形或扁圆形；果肉白色、浅绿白色、黄色、橙黄色或红色，多汁有香味，甜或酸甜。原产我国，世界各地均有栽植。

明·李时珍《本草纲目》曰：

桃品甚多，易于栽种，且早结实。五年宜以刀 其皮，出其脂液，则多延数年。

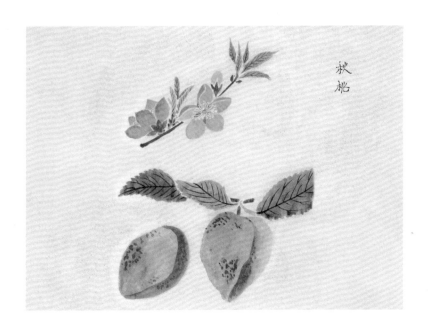

栗

即栗子，又名板栗、毛栗壳。栗子树是高达20米的落叶乔木，叶子长圆形，花黄白色。果实为坚果，包在多刺的壳斗内，成熟时壳斗裂开而散出。果实可以吃，富含糖类、淀粉、蛋白质、脂肪、维生素B等。以果实、花序、壳斗、树皮、根皮、叶入药。

宋·苏颂《图经本草》曰：

木高二三丈，叶极类栎。四月开花青黄色，长条似胡桃花。实有房彙，大者若拳，中子三五；小者若桃李，中子惟一二。

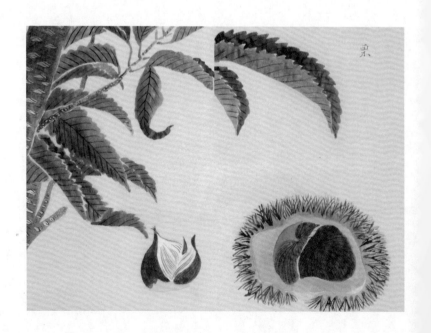

梨

即梨子，梨树是一种落叶乔木或灌木。叶片多呈卵形，大小因品种不同而各异。花为白色，或略带黄色、粉红色，有五瓣。果实形状有圆形的，也有基部较细尾部较粗的，即俗称的"梨形"；不同品种的果皮颜色大相径庭。梨的果实既可生食，也可蒸煮后食用。在医疗功效上，梨可以通便秘，利消化，对心血管也有好处。

宋·苏颂《图经本草》曰：

梨，处处皆有，而种类殊别。医方相承，用乳梨、鹅梨。乳梨，出宣城，皮浓而肉实，其味极长；鹅梨，河之南北州郡皆有之，皮薄而浆多，味差短，其香则过之。

梨

木瓜

灌木或小乔木，树皮成片状脱落；小枝无刺。花瓣倒卵形，淡粉红色；果实长椭圆形，暗黄色，木质，味芳香。果实味涩，水煮或浸渍糖液中供食用，入药有解酒、去痰、顺气、止痢之效。

宋·苏颂《图经本草》曰：

木状如柰，春末开花，深红色。其实大者如瓜，小者如拳，上黄似着粉。

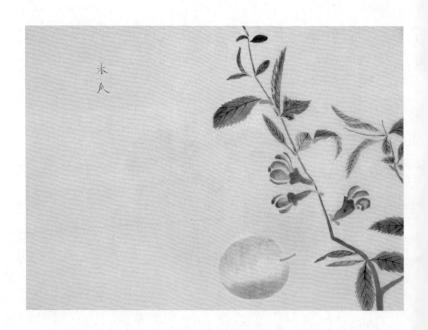

山楂

落叶乔木，多花，花瓣倒卵形或近圆形，白色；果实近球形或梨形，深红色，有浅色斑点。生于山坡林边或灌木丛中。可栽培作绿篱和观赏树，果可生吃或作果酱果糕；干制后入药，有健胃、消积化滞、舒气散瘀之效。

明·李时珍《本草纲目》曰：

其类有二种，皆生山中。一种小者，山人呼为棠梂子、茅楂、猴楂，可入药用。树高数尺，叶有五尖。丫间有刺。三月开五出小白花。

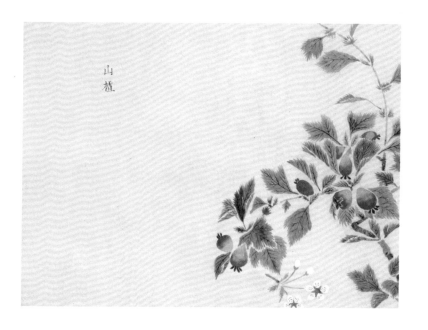

山楂

柿

落叶大乔木。果形种种，有球形、扁球形、球形而略呈方形、卵形等等；嫩时绿色，后变黄色，橙黄色。果肉较脆硬，老熟时果肉变成柔软多汁，呈橙红色或大红色等。果实常经脱涩后作水果，亦可药用，能止血润便，缓和痔疾肿痛，降血压。

明·李时珍《本草纲目》曰：

烘柿，非谓火烘也。即青绿之柿，收置器中，自然红熟如烘成，涩味尽去，其甘如蜜。

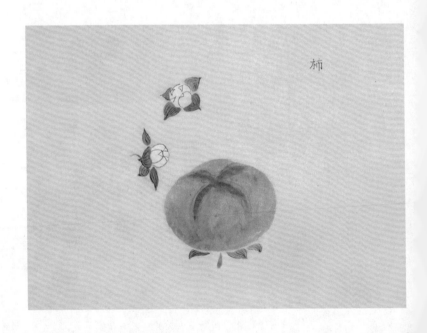

安石榴

即石榴，落叶乔木或灌木。花顶生或近顶生，胚珠多数。种子多数，浆果近球形。性味甘、酸涩、温，具有杀虫、收敛、涩肠、止痢等功效。我国南北都有栽培，传统文化视它为多子多福的象征。

明·李时珍《本草纲目》曰：

榴五月开花，有红、黄、白三色。单叶者结实。千叶者不结实，或结亦无子也。实有甜、酸、苦三种。

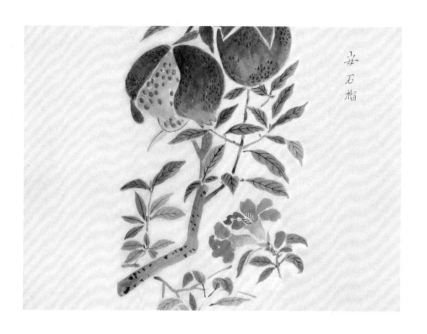

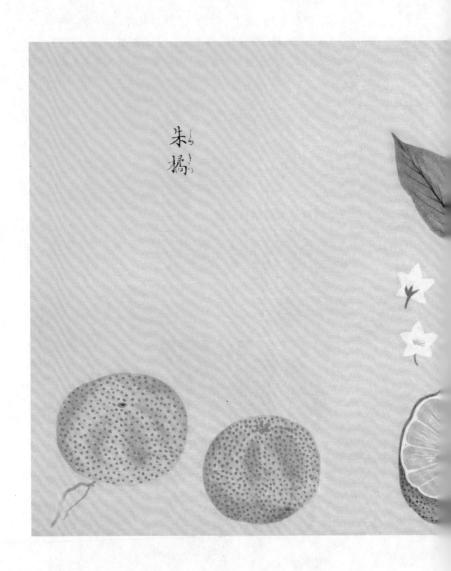

朱橘

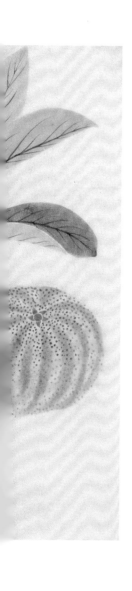

橘

常绿小乔木或灌木，枝细，多有刺。花瓣白色或带淡红色，柑果近圆形或扁圆形，果皮薄而宽，容易剥离，汁胞柔软多汁。味酸甜可食，种子、树叶、果皮均可入药。

明·李时珍《本草纲目》曰：

橘实小，其瓣味微酢，其皮薄而红，味辛而苦。

柑

常绿灌木，果实圆形，似橘而大，赤黄色，味甜或酸甜，种类很多。树皮、叶、花、种子均可入药。主治胸热烦满，口中干渴或酒毒烦热，食少气逆，小便不利等病症。

明·李时珍《本草纲目》曰：

其树无异于橘，但刺少耳。柑皮比橘色黄而稍浓，理稍粗而味不苦。橘可久留，柑易腐败。柑树畏冰雪，橘树略可。

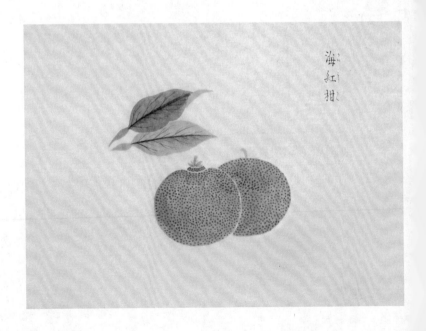

橙

常绿乔木，双子叶植物。叶卵形，花单生、丛生或呈总状花序，白色；果实圆球形，果皮有香气，果瓤汁多味甜。含有大量的糖和一定量的柠檬酸以及丰富的维生素 C，营养价值较高。果实还含维生素 P，具极高的医药价值。主产于中国南方各省。

明·李时珍《**本草纲目**》曰：

橙产南土，其实似柚而香，叶有两刻，缺如两段，亦有一种气臭者。

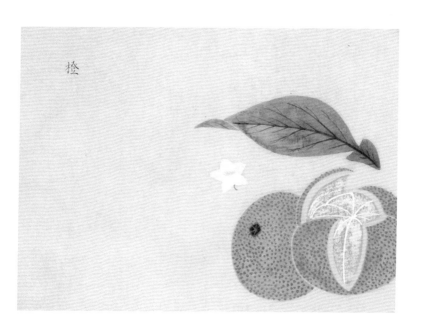

柚

即柚子，别称文旦、朱栾、内紫等，常绿乔木。嫩枝、叶背、花梗、花萼及子房均被柔毛。叶质颇厚，阔卵形或椭圆形；总状花序，花蕾淡紫红色，稀乳白色；果圆球形，扁圆形，梨形或阔圆锥状，横径通常10厘米以上。皮厚不易剥离，可鲜食，果皮可制蜜饯。

唐·苏敬 等《唐本草》曰：

柚皮浓味甘，不似橘皮薄味辛而苦。其肉亦如橘，有甘有酸，酸者名壶柑。

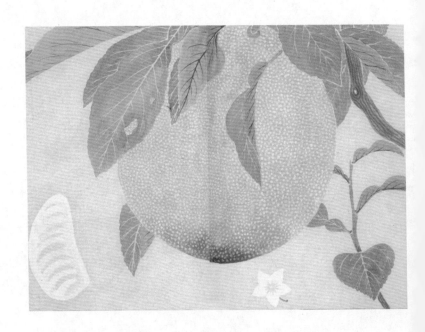

枸橼（yuán）

又称香橼、香水柠檬，和柠檬的外观上相似。常绿灌木或小乔木，有短而坚硬的刺。卵形或长圆形果实，先端有乳状突起，皮粗厚而有芳香，成熟时为柠檬黄色，不容易剥离。

宋·苏颂《图经本草》曰：

形长如小瓜状，其皮若橙而光泽可爱，肉甚浓，白如萝卜而松虚。虽味短而香芬大胜，置衣笥中，则数日香不歇。

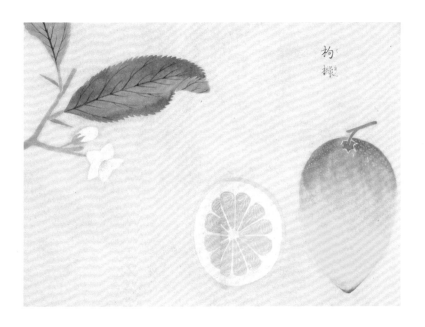

枇杷

常绿小乔木，花瓣白色。果实球形或长圆形，黄色或桔黄色。美丽的观赏树木和果树，果味甘酸，供生食、蜜饯和酿酒用；叶晒干去毛，可供药用，有化痰止咳，和胃降气之效。

宋·苏颂《图经本草》曰：

生大如弹丸，熟时色如黄杏，微有毛，皮肉甚薄，核大如茅栗，黄褐色。

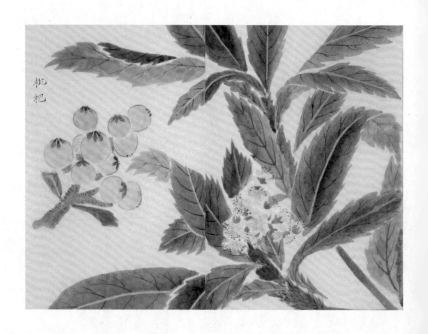

杨梅

常绿乔木，树高可达15米以上，树冠圆球形。核果球状，外果皮肉质，味酸甜，成熟时深红色或紫红色。是我国江南的著名水果；树皮富于单宁，可用作赤褐色染料及医药上的收敛剂。

明·李时珍《本草纲目》曰：

杨梅树叶如龙眼及紫瑞香，冬月不凋。二月开花结实，形如楮实子，五月熟，有红、白、紫三种，红胜于白，紫胜于红，颗大而核细，盐藏、蜜渍、糖收皆佳。

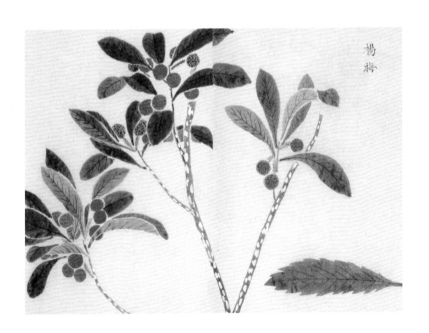

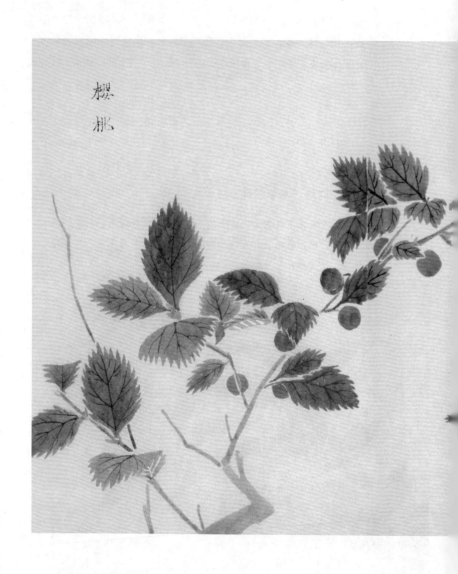

櫻

桃

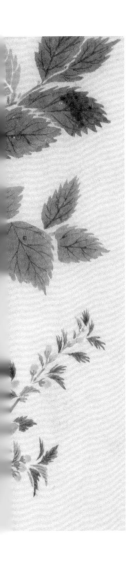

樱桃

乔木，花瓣白色，核果近球形，红色。产辽宁、河北、陕西、甘肃、山东，多生于山坡阳处或沟边，常栽培。供食用，也可酿樱桃酒。枝、叶、根、花也可供药用。

明·李时珍《本草纲目》曰：

樱桃树不甚高。春初开白花，繁英如雪。叶团，有尖及细齿。结子一枝数十颗，三月熟时须守护，否则鸟食无遗也。盐藏、蜜煎皆可，或同蜜捣作糕食，唐人以酪荐食之。

银杏

也叫白果、公孙树、鸭脚树等，落叶大乔木。叶互生，球花雌雄异株，呈簇生状。种子具长梗，下垂，常为椭圆形、长倒卵形、卵圆形或近圆球形。生长较慢，寿命极长。种子可入药，有敛肺气、定喘咳等功效。

明·李时珍《本草纲目》曰：

须雌雄同种，其树相望，乃结实；或雌树临水亦可；或凿一孔，内雄木一块，泥之，亦结。阴阳相感之妙如此。其树耐久，肌理白腻。

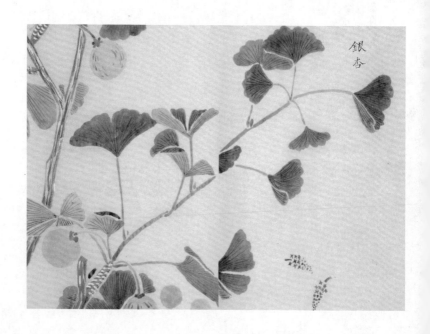

胡桃

俗称核桃。乔木，树冠广阔；果实近于球状，无毛。产于中国多省地，平原及丘陵地区常见栽培。种仁含油量高，可生食，亦可榨油食用；木材坚实，是很好的硬木材料。

明·李时珍《本草纲目》曰：

胡桃树高丈许，春初生叶，长四、五寸，微似大青叶，两两相对，颇作恶气。

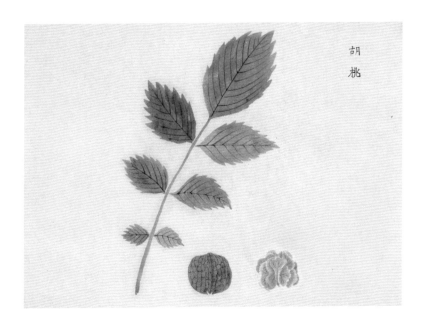

荔枝

在古代又被称为离枝，常绿乔木。果皮有鳞斑状突起，鲜红、紫红。果肉产鲜时半透明凝脂状，味香美，但不耐储藏。分布于中国的西南部、南部和东南部。可止呃逆，止腹泻。

明·李时珍《本草纲目》曰：

荔枝炎方之果，性最畏寒，易种而根浮。其木甚耐久，有经数百年犹结实者。其实生时肉白，干时肉红。日晒火烘，卤浸蜜煎，皆可致远。成朵晒干者谓之荔锦。

夷

果

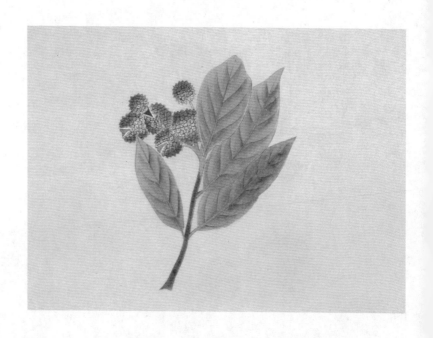

龙眼

又称桂圆、益智等，常绿乔木。小枝粗壮，花瓣乳白色。果近球形，通常黄褐色或有时灰黄色，外面稍粗糙，或少有微凸的小瘤体。我国的西南部至东南部都有栽培，含丰富的葡萄糖、蔗糖和蛋白质等，含铁量也比较高，可提高热能、补充营养。亦可药用。

明·李时珍《本草纲目》曰：

其木性畏寒，白露后方可采摘，晒焙令干，成朵干者名龙眼锦。

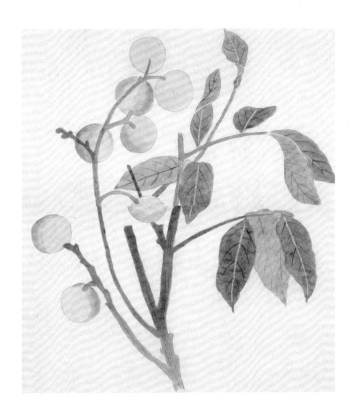

橄榄

又名青果，乔木，高可达35米。果卵圆形至纺锤形，成熟时黄绿色；外果皮厚，干时有皱纹。产福建、台湾、广东、广西、云南，野生于沟谷和山坡杂木林中。是很好的防风树种及行道树，果可生食或渍制；药用治喉头炎、咳血、烦渴、肠炎腹泻。

唐·孟诜《食疗本草》曰：

其树大数围。实长寸许，先生者向下，后生者渐高。熟时生食味酢，蜜渍极甜。

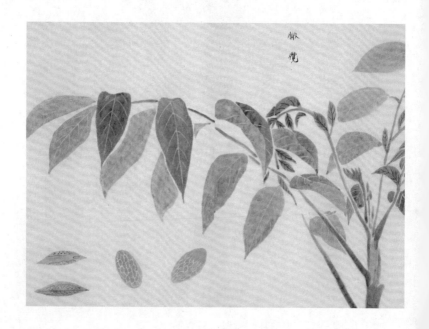

槟榔

别名大腹子、橄榄子等。茎直立，乔木状，高10多米，雌雄同株，果实长圆形或卵球形。原产马来西亚，中国主要分布于云南、海南及台湾等热带地区。是重要的中药材，在南方还将果实作为一种咀嚼嗜好品。

宋·苏颂《图经本草》曰：

木大如桄榔，而高五七丈，正直无枝，皮似青桐，节似桂枝。叶生木颠，大如盾头，又似芭蕉叶。

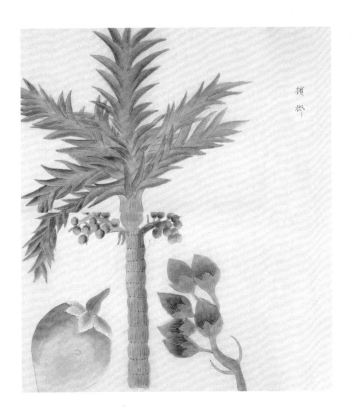

无漏子

别名海枣、波斯枣、千年枣等，乔木状，高达35米。佛焰苞长、大而肥厚，花序为密集的圆锥花序。果实长圆形或长圆状椭圆形，成熟时深橙黄色。除果实供食用外，其花序汁液可制糖，叶可造纸，树干作建筑材料与水槽，树形美观，常作观赏植物。

明·李时珍《本草纲目》曰：

千年枣虽有枣名，别是一物，南番诸国皆有之，即杜甫所赋海棕也。

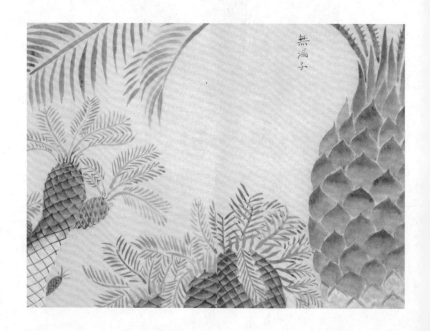

无花果

落叶灌木，树皮灰褐色，小枝直立，雌雄异株，榕果成熟时紫红色或黄色。原产地中海沿岸，我国唐代即从波斯传入，现南北均有栽培。新鲜幼果及鲜叶治痔疗效良好。榕果味甜可食或作蜜饯，又可作药用；也供庭园观赏。

明·李时珍《本草纲目》曰：

采以盐渍，压实令扁，晒干充果食。熟则紫色，软烂甘味如柿而无核也。

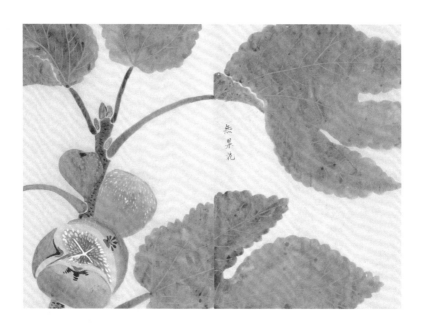

秦椒

古人对花椒的别称。枝有短刺，小叶对生，果紫红色，散生微凸起的油点。见于平原至海拔较高的山地。孤植可作防护刺篱，果皮可作为调味料，并可提取芳香油，又可入药；种子可食用，也可加工制作肥皂。

明·李时珍《本草纲目》曰：

秦椒，花椒也。始产于秦，今处处可种，最易蕃衍。其叶对生，尖而有刺。

秦椒

胡椒

木质攀缘藤本。茎、枝无毛，叶厚。浆果球形，成熟时红色，未成熟时干后变黑色。我国台湾、福建、广东、广西及云南等省区均有栽培。果实用于调味，亦作胃寒药，能温胃散寒、健胃止吐。

明·李时珍《本草纲目》曰：

叶如扁豆、山药辈。正月开黄白花，结椒累累，缠藤而生，状如梧桐子，亦无核，生青熟红，青者更辣。

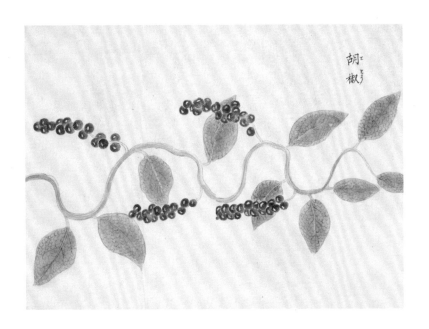

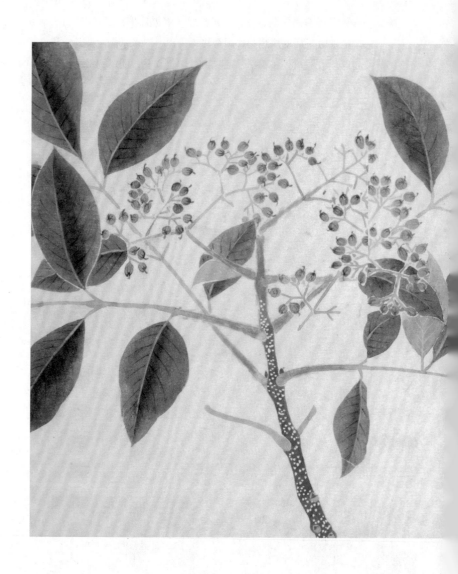

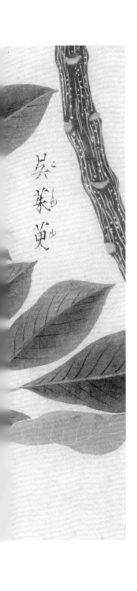

吴茱萸

别名吴萸、茶辣、漆辣子等。通常分大花吴茱萸、
中花吴茱萸和小花吴茱萸等几个品种。嫩果经泡
制凉干后即是传统中药，是苦味健胃剂和镇痛剂，
又作驱蛔虫药。其性热味苦辛，有散寒止痛、降
逆止呕之功。

明·李时珍《本草纲目》曰：

茱萸枝柔而肥，叶长而皱，其实结于梢头，累累
成簇而无核，与椒不同。一种粒大，一种粒小，
小者入药为胜。

盐麸子

又名叛奴盐、盐梅子等，落叶小乔木或灌木。小枝棕褐色；花小，黄白色；核果球形，略压扁，成熟时红色。主要用于治疗痰嗽和喉痹等病症。是中国中南和西南地区常见的野生阳性树。

唐·陈藏器《本草拾遗》曰：

树状如椿。七月子成穗，粒如小豆。上有盐似雪，可为羹用。岭南人取子为末食之，酸咸止渴，将以防瘴。

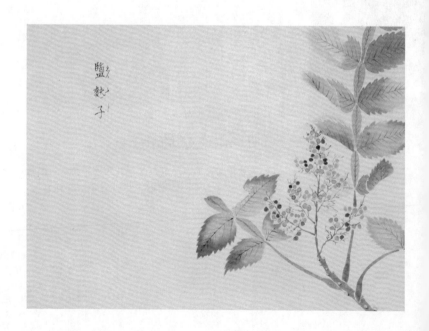

茗

也就是茶，灌木或小乔木，嫩枝无毛。叶革质，长圆形或椭圆形。野生种遍见于中国长江以南各省的山区，茶叶可作饮品，含有多种有益成分，并有保健功效。

明·李时珍《本草纲目》曰：

畏水与日，最宜坡地荫处。清明前采者上，谷雨前者次之，此后皆老茗尔。采、蒸、揉、焙、修造皆有法，详见《茶谱》。

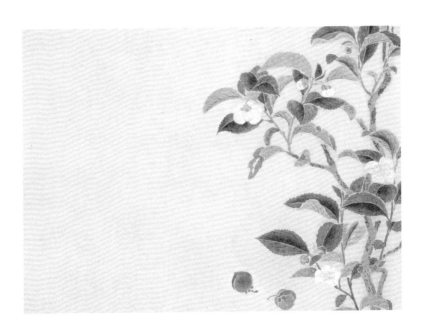

甜瓜

一年生匍匐或攀缘草本；茎、枝有棱，卷须纤细；花冠黄色。果实通常为球形或长椭圆形，果皮平滑，有纵沟纹，果肉白色、黄色或绿色，有香甜味。全国各地广泛栽培。果实为盛夏的重要水果；全草药用，有祛炎败毒、催吐、除湿、退黄疸等功效。

明·李时珍《本草纲目》曰：

其类甚繁：有团有长，有尖有扁；大或径尺，小或一捻；其棱或有或无；其色或青或绿，或黄斑、糁斑，或白路、黄路；其瓤或白或红，其子或黄或赤，或白或黑。

西瓜

一年生蔓生藤本；茎、枝粗壮，具明显的棱。花冠淡黄色；果实大型，近于球形或椭圆形，肉质，多汁，果皮光滑，色泽及纹饰各式。西瓜为夏季水果，果肉味甜，能降温去暑；种子含油，可作消遣食品；果皮药用，有清热、利尿、降血压之效。

元·吴瑞《日用本草》曰：

契丹破回纥，始得此种，以牛粪覆而种之。结实如斗大，而圆如匏，色如青玉，子如金色，或黑麻色。北地多有之。

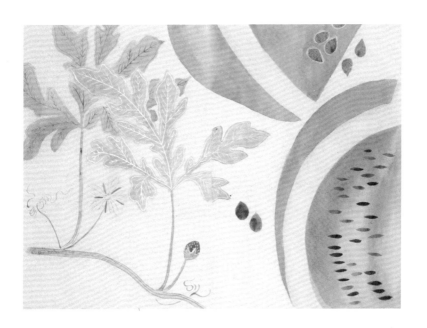

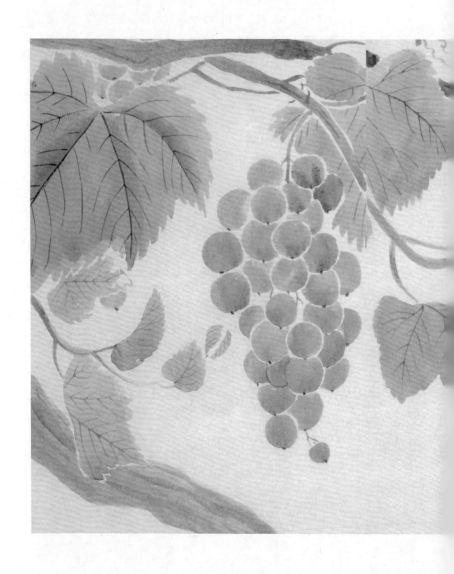

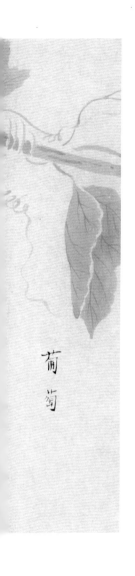

葡萄

葡萄

木质藤本植物，小枝圆柱形，有纵棱纹；叶卵圆形；果实球形或椭圆形。是世界最古老的果树树种之一，原产亚洲西部，世界各地均有栽培。生食或制葡萄干，并酿酒，酿酒后的酒脚可提酒食酸，根和藤药用能止呕、安胎。

明·李时珍《本草纲目》曰：

西人及太原、平阳皆作葡萄干，货之四方。蜀中有绿葡萄，熟时色绿。云南所出者，大如枣，味尤长。西边有琐琐葡萄，大如五味子而无核。

猕猴桃

也称奇异果、狐狸桃等，大型落叶木质藤本植物。原产中国，果形一般为椭圆状，早期外观呈绿褐色，成熟后呈红褐色，表皮覆盖浓密绒毛。果肉可食用，其内是呈亮绿色的果肉和一排黑色或者红色的种子。是一种品质鲜嫩，营养丰富，风味鲜美的水果。

宋·刘翰 等《开宝本草》曰：

生山谷中。藤着树生，叶圆有毛。其实形似鸡卵大，其皮褐色，经霜始甘美可食。皮堪作纸。

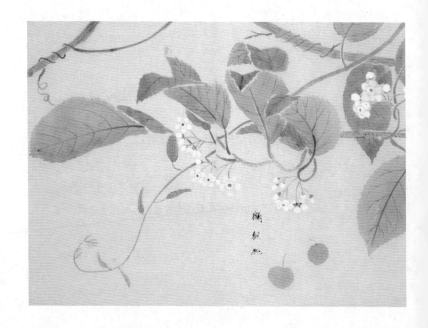

甘蔗

多年生高大实心草本，根状茎粗壮发达。中国台湾、福建、广东、海南、广西、四川、云南等南方热带地区广泛种植。是制造蔗糖的原料，且可提炼乙醇作为能源替代品。表皮一般为紫色和绿色，也有红色和褐色，但比较少见。

唐·孟诜《食疗本草》曰：

蔗有赤色者名昆仑蔗；白色者名荻蔗。竹蔗以蜀及岭南者为胜，江东虽有而劣于蜀产。会稽所作乳糖，殆胜于蜀。

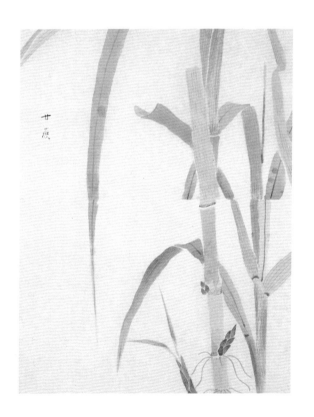

莲藕

是莲肥大的地下茎，微甜而脆，可生食也可做菜，而且药用价值相当高，它的根、叶、花须、果实，无不为宝，都可滋补入药。用莲藕制成粉，能消食止泻，开胃清热，滋补养性，预防内出血，是妇孺童妪、体弱多病者上好的流质食品和滋补佳珍。

明·李时珍《本草纲目》曰：

莲藕，荆、扬、豫、益诸处湖泽陂池皆有之。以莲子种者生迟，藕芽种者最易发。

芰实

即菱角，是一年生草本水生植物菱的果实，皮脆肉美，蒸煮后剥壳食用，亦可熬粥食。具有利尿通乳，止渴，解酒毒的功效。中国南方，尤其以长江下游太湖地区和珠江三角洲栽培最多。

宋·苏颂《图经本草》曰：

叶浮水上，花黄白色，花落而实生，渐向水中乃熟。实有二种：一种四角，一种两角。两角中又有嫩皮而紫色者，谓之浮菱，食之尤美。

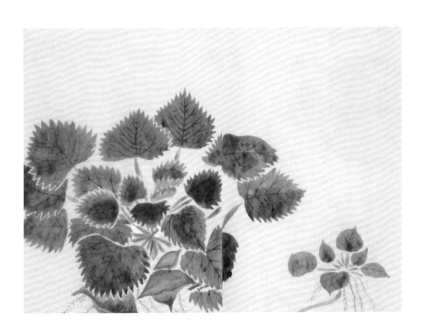

芡实

一年生大型水生草本。沉水叶箭形或椭圆肾形；浮水叶椭圆肾形至圆形。花瓣紫红色，浆果球形。产我国南北各省，生在池塘、湖沼中。种子含淀粉，供食用、酿酒及制副食品用；供药用，功能补脾益肾、涩精。全草为猪饲料，又可作绿肥。

宋·寇宗奭《本草衍义》曰：

天下皆有之。临水居人，采子去皮，捣仁为粉，蒸炸作饼，可以代粮。

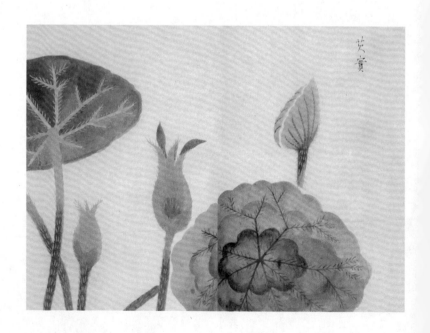

乌芋

又称荸荠，以球茎作蔬菜食用。古称凫茈，俗称马蹄。皮色紫黑，肉质洁白，味甜多汁，清脆可口。自古有地下雪梨之美誉，中国长江以南各省普遍栽培。

宋·寇宗奭《本草衍义》曰：

皮浓色黑，肉硬而白者，谓之猪荸荠。皮薄泽，色淡紫，肉软而脆者，谓之羊荸荠。

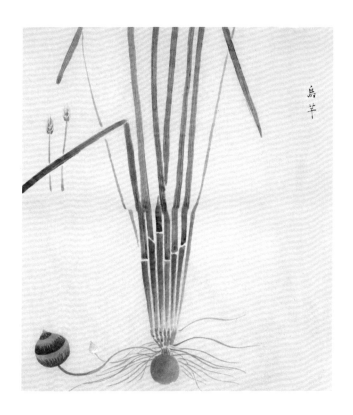

慈菇

又名剪刀草、燕尾草等，多年生挺水植物。植株高大，生在水田里，叶子像箭头，开白花。地下有球茎，黄白色或青白色，以球茎作蔬菜食用，亦可药用，中医认为它有敛肺、止咳、止血等功效。

明·李时珍《本草纲目》曰：

慈姑生浅水中，人亦种之。三月生苗，青茎中空，其外有棱。叶如燕尾，前尖后歧。霜后叶枯，根乃练结，冬及春初，掘以为果，须灰汤煮熟，去皮食，乃不麻涩戟人咽也。

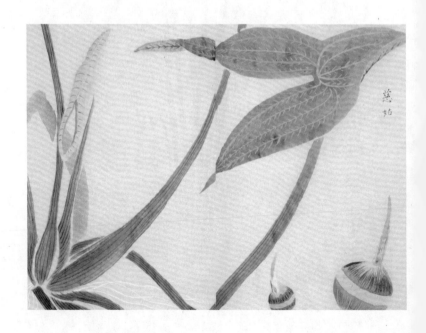

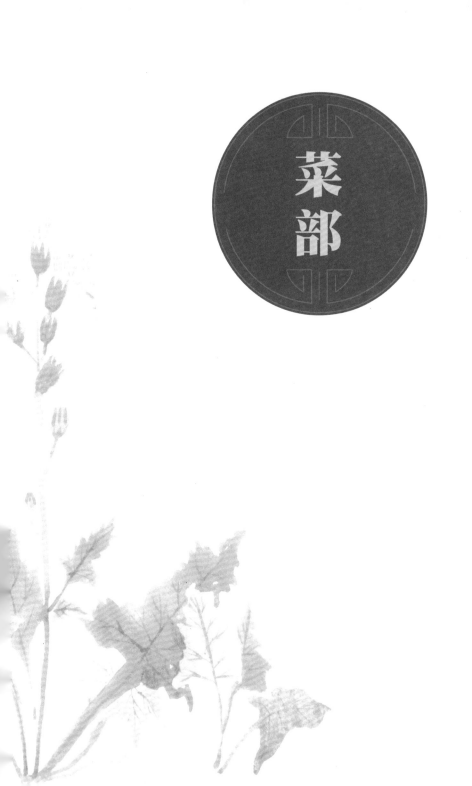

菜部

韭

即韭菜，又称扁草、丰本等，多年生草本。具倾斜的横生根状茎，具特殊强烈气味。鳞茎簇生，近圆柱状；鳞茎外皮暗黄色至黄褐色，呈网状或近网状；花白色。全国广泛栽培，亦有野生植株。叶、花葶和花均作蔬菜食用；种子可入药。

明·李时珍《本草纲目》曰：

韭丛生丰本，长叶青翠。可以根分，可以子种。其性内生，不得外长。叶高三寸便剪，剪忌日中。一岁不过五剪，收子者只可一剪。

草

菜

韭

葱

多年生草本植物。鳞茎单生，圆柱状。鳞茎外皮白色，稀淡红褐色；叶圆筒状，中空，向顶端渐狭；花白色。全国各地广泛栽培，作蔬菜食用，鳞茎和种子亦入药。可分为普通大葱、分葱、胡葱和楼葱。

五代·韩保升 等《蜀本草》曰：

葱凡四种：冬葱即冻葱也，夏衰冬盛，茎叶俱软美，山南、江左有之；汉葱茎实硬而味薄，冬即叶枯；胡葱茎叶粗短，根若金灯；葱生于山谷，不入药用。

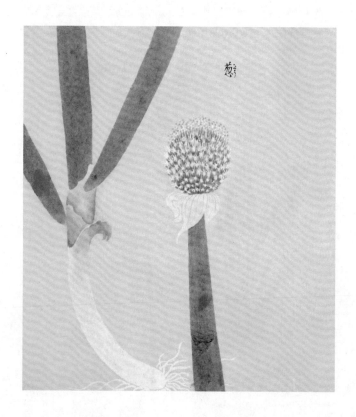

薤（xiè）

又称藠头、团葱等，多年生草本。鳞茎数枚聚生，狭卵状，中空；伞形花序近半球状，较松散；花淡紫色至暗紫色。长江流域和以南各省区广泛栽培，也有野生。干制藠头入药可健胃、轻痰、治疗慢性胃炎。据《神农本草经》记载：藠头"治金疮疮败，轻身者不饥耐老"。

唐·苏敬 等《唐本草》曰：

薤是韭类。叶似韭而阔，多白而无实。有赤、白二种：白者补而美，赤者苦而无味。

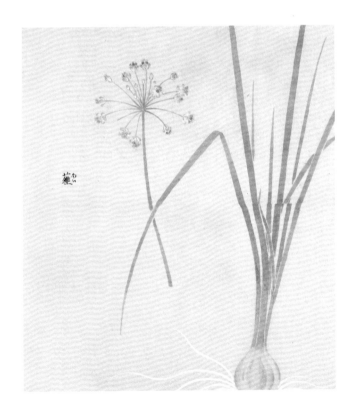

蒜

别名胡蒜、蒜头、独头蒜等，多年生草本，具强烈蒜臭气。鳞茎大形，具6～10瓣，外包灰白色或淡棕色于膜质鳞被。叶基生，实心，扁平，线状披针形。花茎直立，伞形花序，小而稠密，浅绿色；种子黑色。有刺激性气味，可食用或供调味，亦可入药。地下鳞茎分瓣，按皮色不同分为紫皮种和白皮种。

明·李时珍《本草纲目》曰：

家蒜有二种：根茎俱小而瓣少，辣甚者，蒜也，小蒜也；根茎俱大而瓣多，辛而带甘者，葫也，大蒜也。

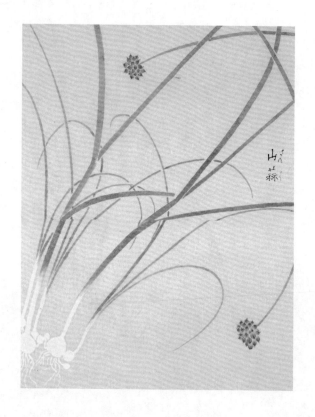

白芥

一年或二年生草本，茎直立，高40～120厘米。有分枝。花淡黄色；长角果近圆柱形。喜温暖湿润气候，原产欧洲。种子供药用，有祛痰、散寒、消肿止痛作用；全草可作饲料。

唐·苏敬 等《唐本草》曰：

白芥子粗大白色，如白粱米，甚辛美，从戎中来。

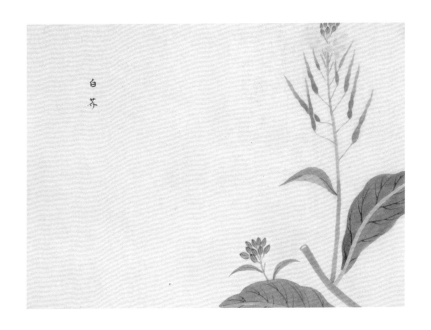

白芥

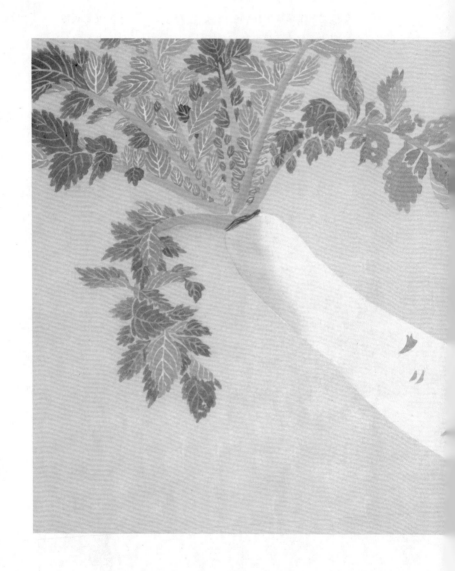

莱菔（fú）

即萝卜，又名罗服，一年或二年生直立草本。我国是莱菔的故乡，栽培食用历史悠久，早在《诗经》中就有关于莱菔的记载。它既可用于制作菜肴，炒、煮、凉拌俱佳；又可当作水果生吃，味道鲜美；还可用于泡菜、酱菜腌制。营养丰富，有很好的食用、医疗价值。

宋·苏颂《图经本草》曰：

莱菔，南北通有，北土尤多。有大、小二种：大者肉坚，宜蒸食；小者白而脆，宜生啖。

姜

多年生草本植物。开有黄绿色花,并有刺激性香味的根茎。株高
50～100厘米,叶片披针形,总花梗长25厘米左右。根茎供药用,
鲜品或干品可作烹调配料或制成酱菜、糖姜。茎、叶、根茎均可
提取芳香油,用于食品、饮料及化妆品香料中。

明·李时珍《本草纲目》曰:

五月生苗如初生嫩芦,而叶稍阔似竹叶,对生,叶亦辛香。秋社
前后新芽顿长,如列指状,采食无筋,谓之子姜。秋分后者次之,
霜后则老矣。性恶湿洳而畏日,故秋热则无姜。

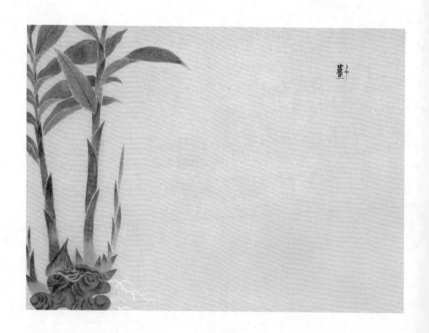

胡萝卜

别名黄萝卜、胡芦菔、红芦菔等，一年生或二年生草本。根肉质，长圆锥形，粗肥，呈橙红色或黄色。茎单生，复伞形花序；花通常白色，有时带淡红色。性喜冷凉，喜充足日光。胡萝卜原产亚洲西部，12世纪经伊朗传入中国。其肉质根供食用，是春季和冬季的主要蔬菜之一，享有"小人参"、"金笋"的美誉。

明·李时珍《本草纲目》曰：

根有黄、赤二种，微带蒿气，长五六寸，大者盈握，状似鲜掘地黄及羊蹄根。

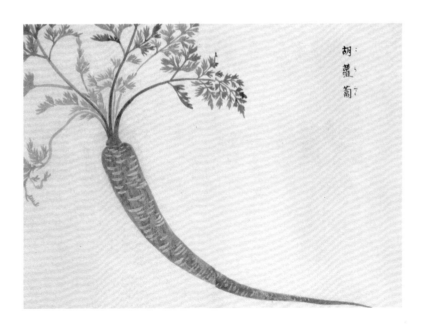

胡
蘿
蔔

水芹

多年水生宿根草本植物，别名水英、牛草、楚葵、刀芹等，属于水八仙之一。原产亚洲东部，分布于长江流域。中国自古食用，黄酮、硒和膳食纤维含量较高，蔗糖含量较低，属于一种优质的保健蔬菜。

明·李时珍《本草纲目》曰：

芹有水芹、旱芹。水芹，生江湖陂泽之涯；旱芹生平地，有赤、白二种。

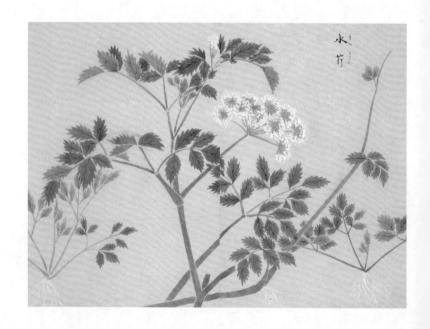

马齿苋

又名五行草、长命菜，一年生草本。全株无毛，茎平卧或斜倚，淡绿色或带暗红色。花瓣黄色；种子细小，黑褐色，有光泽。我国南北各地均产，生于菜园、农田、路旁，为田间常见杂草。全草供药用，有清热利湿、解毒消肿、消炎、止渴、利尿作用。

明·李时珍《本草纲目》曰：

人多采苗煮晒为蔬。方士采取，伏砒结汞，煮丹砂，伏硫黄，死雄制雌，别有法度。

柔
滑

苦菜

多年生草本植物,别名天香菜、荼苦荬、甘马菜等。因其叶似蛇形,山东也叫蛇虫苗。味感甘中略带苦,可炒食或凉拌。可全草入药,有抗菌、解热、消炎、明目等作用。

宋·寇宗奭《本草衍义》曰:

叶如苦苣而狭,绿色差淡。折之白乳汁出,味苦。花似野菊,春夏秋皆旋开。

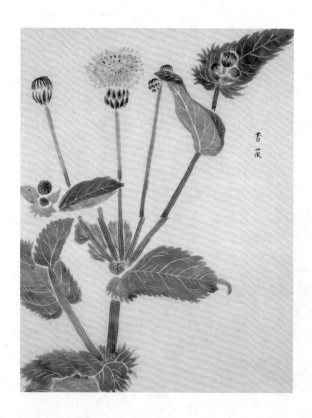

莴苣

又名莴笋、青笋等，一年或二年生草本。高25～100厘米，根垂直
直伸，茎直立。全国各地栽培，亦有野生。可食用，味道鲜美，
口感爽脆，是较为普及的一种蔬菜。入药可刺激消化酶分泌，增
进食欲，促进人体的肠壁蠕动，防治便秘。

明·李时珍《本草纲目》曰：

莴苣，正二月下种，最宜肥地。叶似白苣而尖，色稍青，折之有
白汁粘手。四月抽苔，高三四尺。剥皮生食，味如胡瓜。

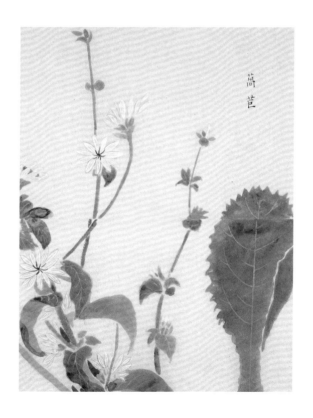

水苦

即水苦荬，又称半边山、谢婆菜、水菠菜等，一年或二年生草本。全体无毛，茎直立，高25～90厘米，富肉质，中空。叶对生；长圆状披针形或长圆状卵圆形，总状花序腋生，花冠淡紫色或白色。蒴果近圆形，常有小虫寄生，寄生后果实常膨大成圆球形。生长于水田或溪边。其根、果实或带有虫瘿的果实均可供药用。

宋·苏颂《图经本草》曰：

水苦生宜州溪涧侧。叶似苦，浓而光泽。根似白术而软。二、八、九月采其根食之。

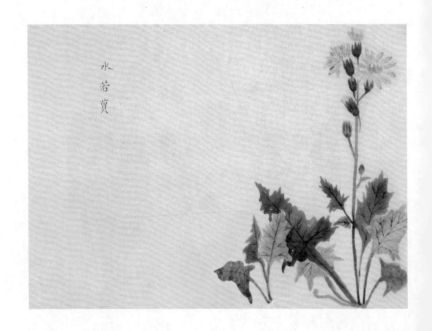

翻白草

也叫鸡腿根、天藕，多年生草本。根粗壮，花茎直立，上升或微铺散。花瓣黄色，花柱近顶生，瘦果近肾形。全草皆可入药，有清热解毒、凉血止血之功效。

明·朱橚《救荒本草》曰：

翻白草高七八寸。叶硬而浓，有锯齿，背白，似地榆而细长。开黄花。根如指大，长三寸许，皮赤肉白，两头尖峭。生食、煮熟皆宜。

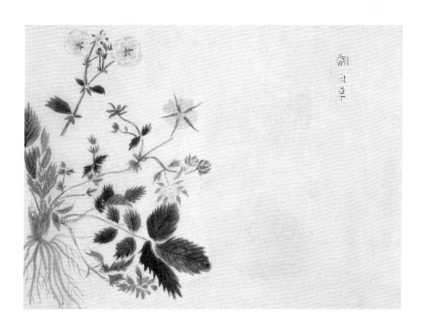

蒲公英

别名黄花地丁、婆婆丁、华花郎等，多年生草本植物。根圆锥状，表面棕褐色，叶柄及主脉常带红紫色。种子上有白色冠毛结成的绒球，花开后随风飘到新的地方孕育新生命。多生长于山坡草地、路旁、河岸沙地及田野间。全草含有胆碱、菊糖和果胶等，中医认为有清热解毒，利尿散结的功效。

宋·寇宗奭《本草衍义》曰：

即今地丁也。四时常有花，花罢飞絮，絮中有子，落处即生。所以庭院间皆有者，因风而来。

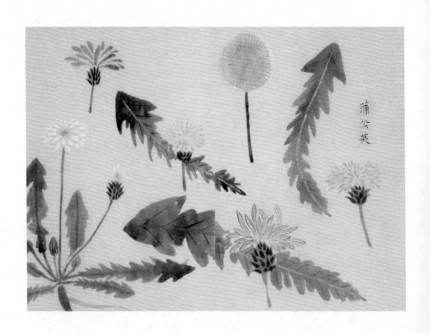

生瓜菜

由于它的气味像生瓜而得名。又称羊角瓜，一年生攀缘或匍匐状草本。茎被刺毛。叶互生；叶片圆形或近乎心形，叶柄长，有刺毛。花单性同株；花紫白色，果实长棒形，表面粗糙，黑绿；果肉绿白色，坚实。生于温暖地带。中医认为它有治疗阳毒伤寒、心神烦躁的功效。

宋·苏颂《图经本草》曰：

生瓜菜生资州平田阴畦间。春生苗，长三四寸，作丛生。叶青而圆，似白苋菜。夏开紫白花，结细实，黑色。

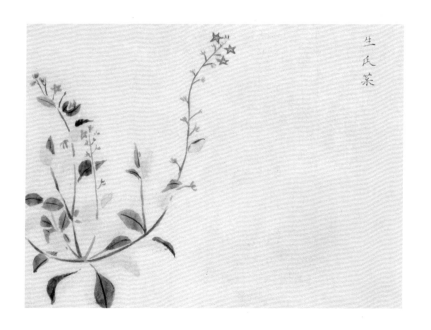

芋

别称芋根、土芝、芋魁等，多年生草本植物。块茎通常卵形，常生多数小球茎，均富含淀粉，叶柄长于叶片，绿色。球茎富含淀粉及蛋白质，供菜用或粮用，也是淀粉和酒精的原料。《唐本草》将其分为六种：青芋、紫芋、真芋、白芋、连禅芋、野芋。其叶、叶柄、花均可入药。

明·李时珍《本草纲目》曰：

芋属虽多，有水、旱二种：旱芋山地可种，水芋水田莳之。叶皆相似，但水芋味胜。茎亦可食。

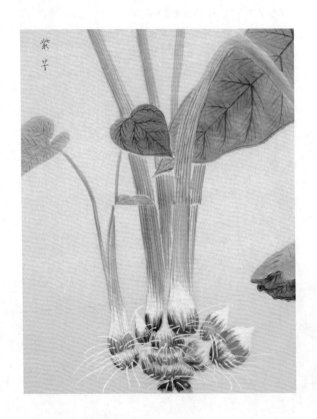

紫芋

薯蓣（yù）

缠绕草质藤本。块茎长圆柱形，垂直生长，为常用中药"淮山药"。有强壮、祛痰的功效；又能食用。生于山坡、山谷林下，溪边、路旁的灌丛中或杂草中。薯蓣最大的特点是含大量的粘蛋白，对人体有特殊的保健作用。

唐·苏敬 等《唐本草》曰：

此有两种：一者白而且佳，晒干捣粉食大美，且愈疾而补；一者青黑，味殊不美。蜀道者尤良。

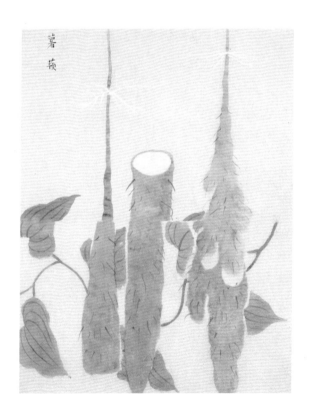

甘薯

又名甜薯、地瓜、番薯，缠绕草质藤本。地下块茎顶端通常有4～10
个分枝，各分枝末端膨大成卵球形的块茎，外皮淡黄色，光滑。
块茎供食用，栽培面积以亚洲最多。野生于海拔600米以下的山坡
稀疏灌丛或路边岩石缝中。

明·李时珍《本草纲目》曰：

大者如鹅卵，小者如鸡、鸭卵。剥去紫皮，肌肉正白如脂肪。南
人用当米谷、果食，蒸炙皆香美。初时甚甜，经久得风稍淡也。

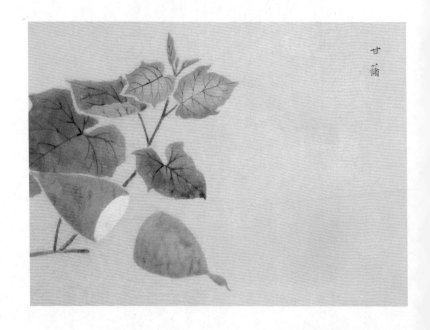

甘藷

百合

又名强蜀、山丹、中庭等，多年生草本球根植物，原产于中国。株高70～150厘米。鳞茎球形，淡白色，先端常开放如莲座状，由多数肉质肥厚、卵匙形的鳞片聚合而成。根分为肉质根和纤维状根两类。花大、多白色、漏斗形，单生于茎顶。蒴果长卵圆形，具钝棱。喜凉爽，较耐寒，生长于土壤深肥的林边或草丛中。

南北朝·陶弘景《本草经集注》曰：

根如葫蒜，数十斤相累。人亦蒸煮食之，乃云是蚯蚓相缠结变作之。亦堪服食。

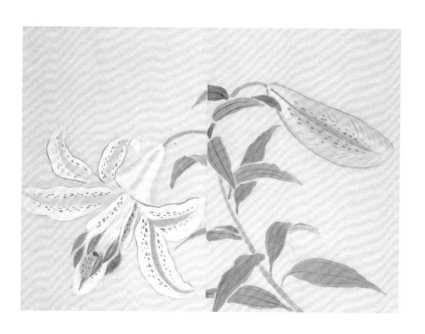

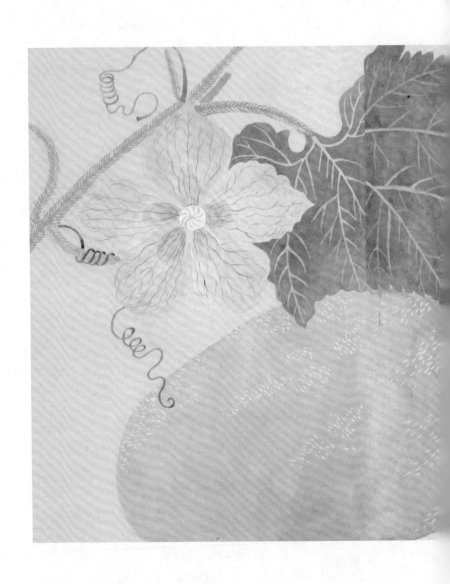

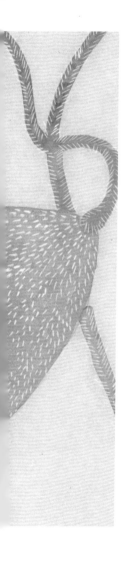

冬瓜

一年生蔓生或架生草本植物。茎被黄褐色硬毛及长柔毛，有棱沟；叶柄粗壮，雌雄同株，花单生。果实长圆柱状或近球状，大型，有硬毛和白霜。果实除作蔬菜外，也可浸渍为各种糖果；果皮和种子药用，有消炎、利尿、消肿的功效。

明·李时珍《本草纲目》曰：

其瓢谓之瓜练，白虚如絮，可以浣练衣服。其子谓之瓜犀，在瓢中成列。霜后取之，其肉可煮为茹，可蜜为果。其子仁亦可食。

蔬
菜

南瓜

一年生蔓生草本植物，世界各地普遍栽培。果实作菜，亦可代粮食。全株各部都可供药用，种子含南瓜子氨基酸，有清热除湿、驱虫的功效，对血吸虫有控制和杀灭的作用。藤有清热的作用，瓜蒂有安胎的功效，根治牙痛。

明·李时珍《本草纲目》曰：

其肉厚色黄，不可生食，惟去皮瓤瀹食，味如山药。同猪肉煮食更良，亦可蜜煎。

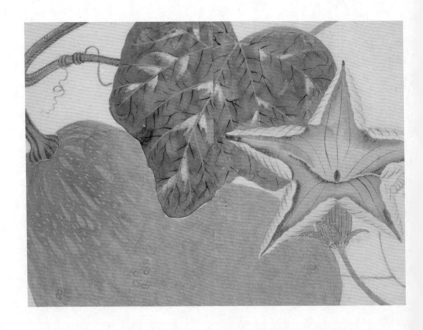

丝瓜

一年生攀缘藤本。叶柄粗糙，近无毛；果实圆柱状，直或稍弯，表面平滑，通常有深色纵条纹。中国南、北各地普遍栽培。果为夏季蔬菜，成熟时里面的网状纤维称丝瓜络，可代替海绵用作洗刷灶具及家具；还可供药用，有清凉、利尿、活血、通经、解毒之效。

明·李时珍《本草纲目》曰：

嫩时去皮，可烹可曝，点茶充蔬。老则大如杵，筋络缠纽如织成，经霜乃枯，惟可藉靴履，涤釜器，故村人呼为洗锅罗瓜。

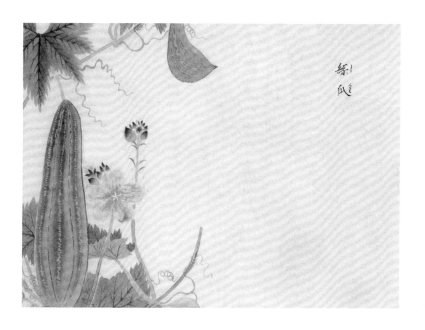

苦瓜

又叫癞葡萄、锦荔枝等，一年生攀缘状柔弱草本。多分枝；花冠黄色；果实纺锤形或圆柱形，多瘤皱，成熟后橙黄色。中国南北均普遍栽培。果味甘苦，主作蔬菜，也可糖渍；成熟果肉和假种皮也可食用。

明·朱橚《救荒本草》曰：

锦荔枝即癞葡萄，蔓延草木。茎长七、八尺，茎有毛涩。叶似野葡萄，而花又开黄花。实大如鸡子，有皱纹，似荔枝。

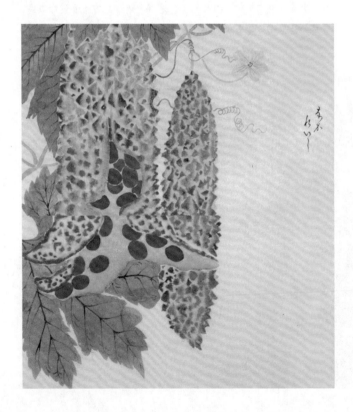

紫菜

海产红藻，深褐、红色或紫色。生长于浅海潮间带的岩石上。种类多，主要有条斑紫菜、坛紫菜、甘紫菜等。富含蛋白质和碘、磷、钙等。供食用和药用，同时还可以入药。制成中药，具有化痰软坚、清热利水、补肾养心的功效。

明·李时珍《本草纲目》曰：

大叶而薄。彼人成饼状，晒干货之，其色正紫，亦石衣之属也。

水

菜

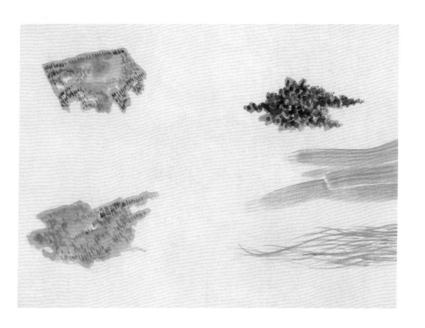

青芝

一名龙芝，是灵芝的一种较稀有的品种。葛洪的《抱朴子》云：青者如翠羽。有人提出现代的云芝可能是青芝的代表，在华北普遍生长，变化多，菌盖革质，表面有绒毛。野外经常会发现云芝在树上群生呈现出一条长龙状，远远看去，一片青色盘旋在树干上。

佚名《神农本草经》曰：

味酸，平。主明目，补肝，气安精魂，仁恕。久食，轻身不老，延年神仙。一名龙芝，生泰山。

芝
栖

青芝

赤芝

一名丹芝，担子菌类多孔菌科灵芝属，半圆形或肾形。皮壳坚硬，初黄色，渐变成红褐色，有光泽，具环状棱纹和辐射状皱纹。中国主要产于江西、湖北、广西、广东、秦岭伏牛山。野生状态为最优，是灵芝中药效最好的种类之一，无毒副作用，可以药食两用。

佚名《神农本草经》曰：

胸中结，益心气，补中，增智慧，不忘。久食，轻身不老，延年神仙。

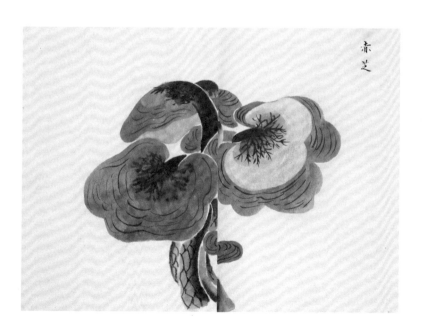

赤芝

黄芝

一名金芝，又名黄精，气味甘、平、无毒。可以补肝明目，对大
风癞疮、脾胃虚弱等病亦有疗效。

佚名《神农本草经》曰：

心腹五邪，益脾气，安神，忠信和乐。久食，轻身不老，延年神仙。

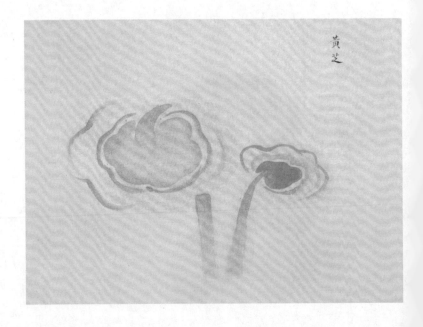

白芝

一名玉芝、素芝,《抱朴子》中描述白芝如"截肪",因此苦白蹄可能为此类。肉质白,如马蹄状,大者可数斤。生长于海拔3200米的松树、枯桦树树干上。在我国分布于新疆、西藏等地。

佚名《神农本草经》曰:

咳逆上气,益肺气,通利口鼻,强志意,勇悍,安魄。久食,轻身不老,延年神仙。

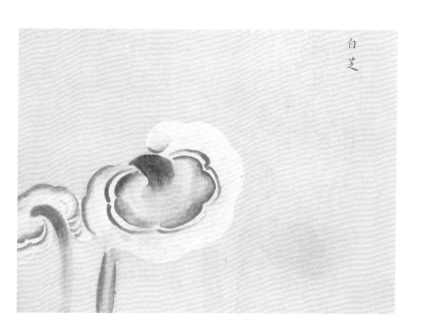

白芝

黑芝

一名玄芝，别名黑云芝、假灵芝等，菌盖圆形至近圆形，有时不规则形；盖面具不明显的皮壳，淡褐色、黑褐色至黑色。分布于福建、广东、云南、海南、广西、西藏等地的林中地上和地下的埋木上，或附着于土中的腐木上。

佚名《神农本草经》曰：

癃，利水道，益肾气，通九窍，聪察。久服，轻身不老，延年神仙。

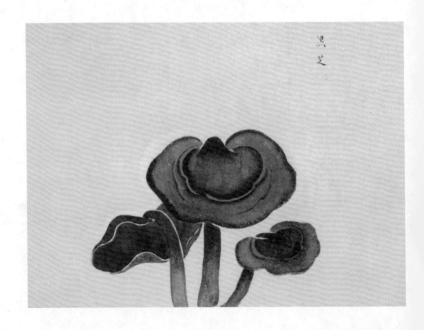

紫芝

一名木芝，菌盖半圆形，上面赤褐色，有光泽及云纹；下面淡黄色，有细孔。菌柄长，有光泽。生于山地枯树根上。可入药，性温味甘，能益精气，坚筋骨。古人以为瑞草，道教以为仙草。

佚名《神农本草经》曰：

耳聋，利关节，保神，益精气，坚筋骨，好颜色。久服，轻身不老延年。

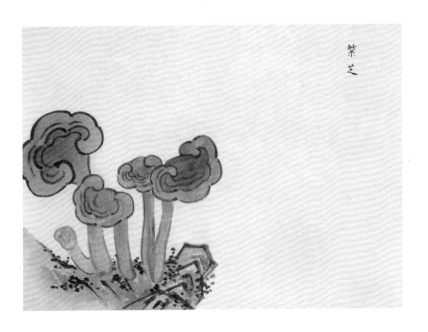

紫芝

地耳

别名地木耳、地皮菜、地软、地踏菜等。是一种固氮蓝藻，平时所见的是其原植体，它外由胶被包裹，内由藻丝弯曲、相互缠绕而成。

明·李时珍《本草纲目》曰：

地耳亦石耳之属，生于地者也。状如木耳。春夏生雨中，雨后即早采之，见日即不堪。俗名地踏菰是也。

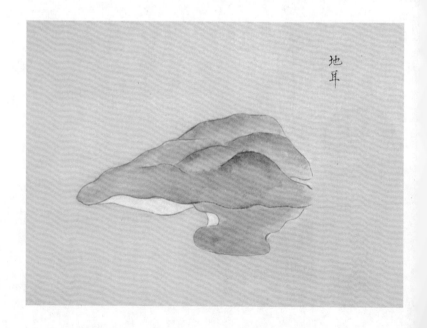

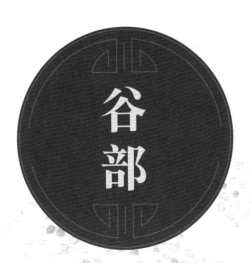

谷部

胡麻

即芝麻，也叫油麻、脂麻，一年生直立草本。花冠为白色而常有紫红色或黄色的彩晕。原产印度，我国汉时引入。种子含油分55%，除供食用外，又可榨油，供食用及妇女涂头发之用；亦供药用，作为软膏基础剂、粘滑剂、解毒剂。

明·李时珍《本草纲目》曰：

秋开白花，亦有带紫艳者。节节结角，长者寸许。有四棱、六棱者，房小而子少；七棱、八棱者，房大而子多，皆随土地肥瘠而然。

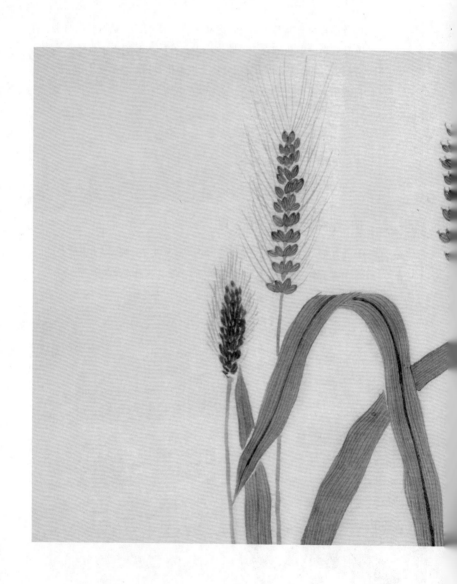

小麦

一种在世界各地广泛种植的禾本科植物，其颖果是人类的主食之一。磨成面粉后可制作面包、馒头、饼干、面条等食物；发酵后可制成啤酒、酒精、白酒或生质燃料。中医认为，小麦味甘、性凉，有养心、益肾、除热、止渴之效。

宋·苏颂《图经本草》曰：

大、小麦秋种冬长，春秀夏实，具四时中和之气，故为五谷之贵。地暖处亦可春种，至夏便收。然比秋种者，四气不足，故有毒。

荞麦

别名花麦、三角麦，一年生草本。茎直立，高30～90厘米。叶三角形或卵状三角形，花白色或淡红色，瘦果卵形、暗褐色。我国各地有栽培，有时也为野生。生于荒地、路边。种子含丰富淀粉，供食用；为蜜源植物；全草入药，治高血压、视网膜出血、肺出血。

明·李时珍《本草纲目》曰：

荞麦南北皆有。立秋前后下种，八、九月收刈，性最畏霜。苗高一二尺，赤茎绿叶，如乌桕树叶。开小白花，繁密粲粲然。结实累累如羊蹄，实有三棱，老则乌黑色。

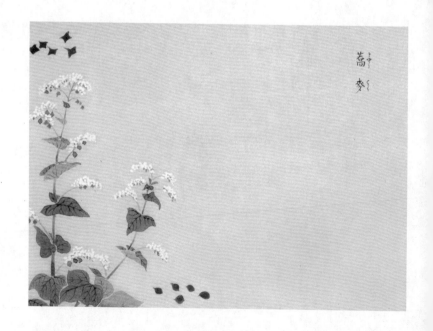

荞麦

稻

一年生水生草本。秆直立，高0.5~1.5米，随品种而异。叶舌披针形，圆锥花序大型疏展，花白色或绿色。子实叫稻谷，去壳后叫大米。是人类重要的粮食作物之一，耕种与食用的历史都相当悠久。以成熟颖果入药。味甘，温。有和中消食，健脾开胃的功效。

宋·寇宗奭《本草衍义》曰：

稻米，今造酒糯稻也。其性温，故可为酒。酒为阳，故多热。

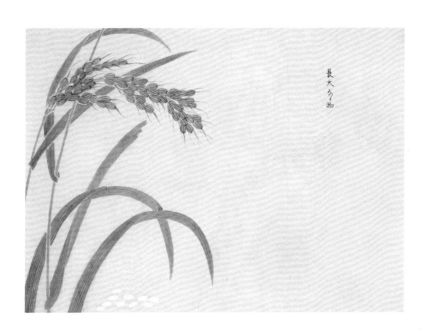

粳

稻的一种。又名稉，嘉蔬等，一年生草本。秆直立，丛生，高约
1米左右；中空，有节，有分蘖。叶片线形，扁平，圆锥花序疏松，
成熟时向下弯垂；颖果矩圆形，平滑，淡黄色、白色。以成熟颖
果入药，性甘，平，可温中和胃，益气止泄。主治烦躁口渴，赤
痢热躁，伤暑发热。

唐·孟诜《食疗本草》曰：

淮、泗之间最多。襄、洛土粳米，亦坚实而香。南方多收火稻，
最补益人。诸处虽多粳米，但充饥耳。

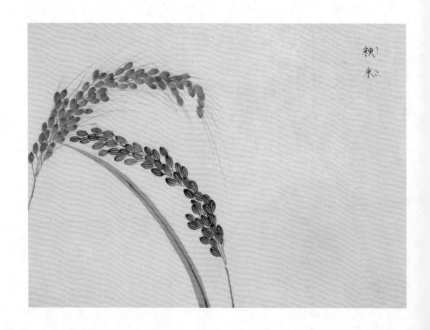

粳米

稷

一年生栽培草本。秆粗壮，直立；叶片线形或线状披针形。圆锥花序成熟时下垂，小穗卵状椭圆形。是人类最早的栽培谷物之一，谷粒富含淀粉，供食用或酿酒，秆叶可为牲畜饲料。由于长期栽培选育，品种繁多，大体分为粘或不粘两类，本草纲目称粘者为黍，不粘者为稷。

宋·寇宗奭《本草衍义》曰：

稷米，今谓之米，先诸米熟，其香可爱，故取以供祭祀。然发故疾，只堪作饭，不粘，其味淡。

稷
粟

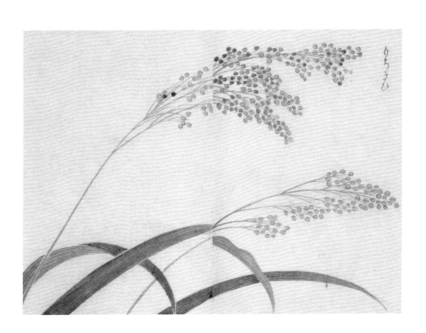

293

粱

曾是我国北方人民的主要粮食之一，一年生草木植物。须根粗大；秆粗壮，直立。圆锥花序呈圆柱状或近纺锤状，通常下垂；小穗椭圆形或近圆球形，黄色、桔红色或紫色。广泛栽培于欧亚大陆的温带和热带，我国黄河中上游为主要栽培区，其他地区也有少量栽种。不仅供食用，入药有清热、清渴，滋阴，补脾肾、治水泻等功效，又可酿酒。

宋·寇宗奭《本草衍义》曰：

黄粱、白粱，西洛农家多种，为饭尤佳。

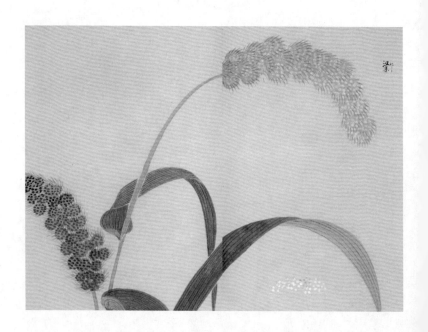

粟

俗称小米，一年生草本。植物体细弱矮小，高20～70厘米。圆锥花序呈圆柱形，紧密；小穗卵形或卵状披针形，黄色。粟生长耐旱，品种繁多，有白、红、黄、黑、橙、紫各种颜色的小米，也有粘性小米。我国南北各地均有栽培。谷粒可食，亦可入药。

明·李时珍《本草纲目》曰：

穗大而毛长粒粗者为粱，穗小而毛短粒细者为粟。苗俱似茅。种类凡数十，有青、赤、黄、白、黑诸色，或因姓氏地名，或因形似时令，随义赋名。

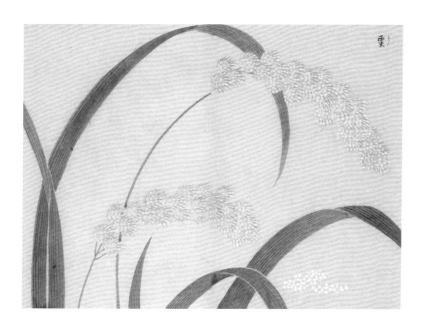

大豆

一年生草本，茎粗壮，直立。原产我国，全国各地均有栽培，以东北最著名，是我国重要粮食作物之一。根据大豆的种子种皮颜色和粒形分为五类：黄大豆、青大豆、黑大豆、其它大豆、饲料豆。在工业上用途约有500种以上。此外药用有滋补养心、祛风明目、清热利水、活血解毒等功效。

明·李时珍《本草纲目》曰：

菽
豆

大豆有黑、白、黄、褐、青、斑数色：黑者名乌豆，可入药，及充食，作豉；黄者可作腐，榨油，造酱；余但可作腐及炒食而已。

大豆

黄大豆

通称黄豆，一年生草本，高30～90厘米。茎粗壮，直立，密被褐色长硬毛。叶通常具3小叶；花紫色、淡紫色或白色；荚果肥大，稍弯，椭圆形、近球形；种皮光滑，有淡绿、黄、褐和黑色等多样。原产中国，已有五千年栽培历史，古称菽，是一种其种子含有丰富植物蛋白质的作物。大豆最常用来做各种豆制品、榨取豆油、酿造酱油和提取蛋白质。

明·李时珍《本草纲目》曰：

而黄、白豆炒食作腐豆叶而大，结角比黑豆角稍肥大，其荚、叶嫩时可食，甘美。

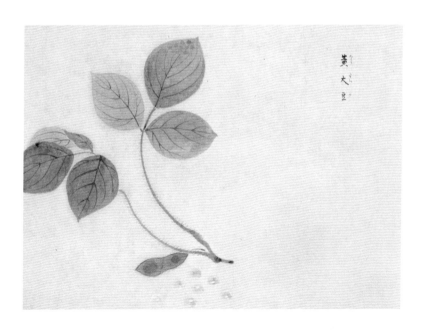

赤小豆

别名赤豆、红饭豆、饭豆等，一年生草本。茎纤细，长达1米或过之，外形与红豆相似而稍微细长。主要用于中药材，常与红豆混用，具备利水消肿，解毒排脓等功效。全国各地普遍栽培。可整粒食用，或用于煮饭、煮粥、做赤豆汤；常用来做成豆沙作为馅料，美味可口。

明·李时珍《本草纲目》曰：

俱于夏至后下种，苗科高尺许，枝叶似豇豆，叶微圆峭而小。至秋开花，似豇豆花而小淡，银褐色，有腐气。结荚长二三寸，比绿豆荚稍大，皮色微白带红。

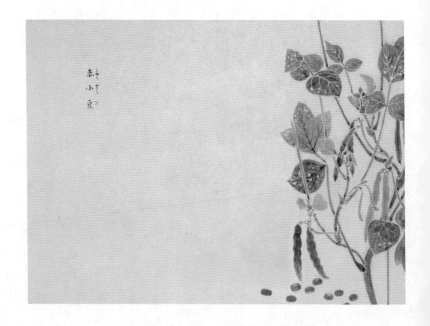

绿豆

李时珍称之为"济世之良谷"，别名青小豆、植豆等，一年生直立草本，种子淡绿色或黄褐色，短圆柱形。种子和茎被广泛食用，绿豆清热之功在皮，解毒之功在肉。传统绿豆制品有绿豆糕、绿豆酒、绿豆饼、绿豆沙、绿豆粉皮等。

明·李时珍《本草纲目》曰：

北人用之甚广，可作豆粥、豆饭、豆酒，炒食，磨而为面，澄滤取粉，可以作饵顿糕，荡皮搓索，为食中要物。以水浸湿生白芽，又为菜中佳品。

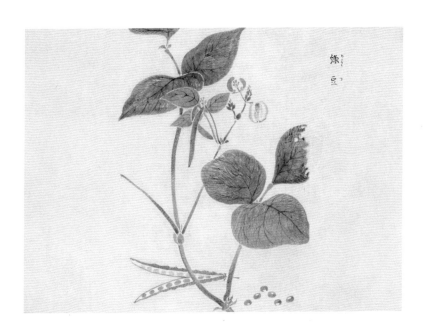

豌豆

又名青豆、麦豌豆等，一年生攀缘草本。全株绿色，光滑无毛；花冠颜色多样，随品种而异，但多为白色和紫色。种子圆形，青绿色，干后变为黄色。种子及嫩荚、嫩苗均可食用；种子含淀粉、油脂，可作药用，有强壮、利尿之效；茎叶能清凉解暑，并作绿肥、饲料或燃料。

明·李时珍《本草纲目》曰：

八九月下种，苗生柔弱如蔓，有须。叶似蒺藜叶，两两对生，嫩时可食。三四月开小花如蛾形，淡紫色。结荚长寸许，子圆如药丸，亦似甘草子。煮、炒皆佳，磨粉面甚白细腻。

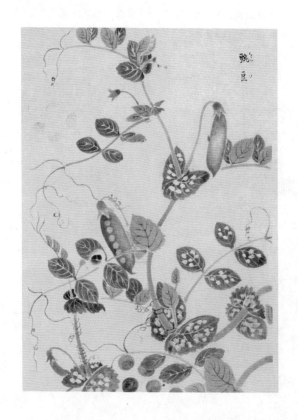

蚕豆

又称罗汉豆、胡豆、兰花豆等，一年生草本。主根短粗，茎粗壮，
花冠白色。荚果肥厚，成熟后表皮变为黑色。种子长方圆形，青
绿色，灰绿色至棕褐色，稀紫色或黑色。为粮食、蔬菜和饲料、
绿肥兼用作物。蚕豆营养价值丰富，可食用，也可作饲料、绿肥
和蜜源植物种植。

明·李时珍《本草纲目》曰：

叶状如匙头，本圆末尖，面绿背白，柔浓，一枝三叶。二月开花
如蛾状，紫白色，又如豇豆花。结角连缀如大豆，颇似蚕形。

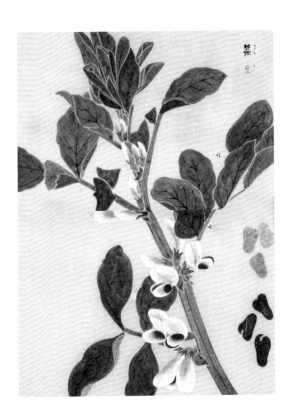

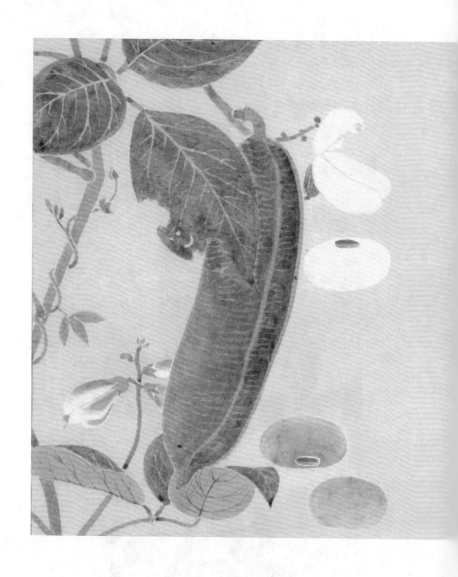

刀豆

因豆荚的形状像刀，所以取名刀豆，又称挟剑豆、葛豆、刀豆角，一年生缠绕草本。三月下种，藤蔓可长到一二丈长；五六月开紫色的花像飞蛾一样；结豆荚，长接近一尺，有点儿像皂荚。秋、冬季采收成熟荚果，晒干，剥取种子食用；或秋季采摘嫩荚果鲜用。

明·姚可成《食物本草》曰：

刀豆长尺许，可入酱用。

绘者简介

[日] 岩崎常正（1786～1842）

字灌园，通称源三，日本江户时代著名本草学者。

酷嗜本草之学，尤重图画之功，认为李时珍及诸家《本草》皆详于说而略于图，遂自行栽植、记录、研究药用植物近2000种，除摹拟真实植物绘制版画，并根据《本草纲目》《救荒本草》增补修订内容，历时二十余年，完成精致的《本草图谱》，不仅是本草学的划时代巨献，也是日本最早的植物图鉴。其图精丽详密，分析毫芒，不仅有助学术研究，亦深具实用与艺术价值。

作者简介

李时珍（1518～1593）

字东璧，晚年自号濒湖山人，湖北蕲春人，明代著名本草医药学家。

醉心本草，伤世本之纰缪，有志于纂述，遂参考历代有关医药及其学术书籍八百余种，结合自身经验和调查研究，历时27年编成《本草纲目》一书，共五十二卷、一十六部，书中记载了一千八百九十二味医药本草，是我国古代药物学的总结性巨著，更是格物之通典。

想 象 之 外 品 质 文 字

生生不息：《本草》里的草木果蔬谷

产品策划｜领读文化　　　　　　　责任编辑｜张彦翔

封面设计｜私书坊＿刘　俊　　　　排版设计｜张珍珍

发行统筹｜李　悦　　　　　　　　营销编辑｜孙　秒

更多品质好书关注：

官方微博 @领读文化　官方微信｜领读文化